中国超声医师职业相关疾病
防护

名誉主编　蒋天安　游向东　徐辉雄

主　　编　徐明民　宓士军　朱　迪

副 主 编　田素明　林　琳　孟　彬

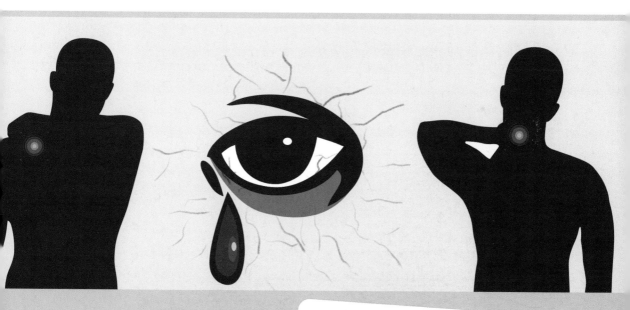

科学技术文献出版社
SCIENTIFIC AND TECHNICAL DOCUMENTATION PRESS

·北京·

图书在版编目（CIP）数据

中国超声医师职业相关疾病防护 / 徐明民，宓士军，朱迪主编. —北京：科学技术文献出版社，2022.7

ISBN 978-7-5189-9073-3

Ⅰ.①中… Ⅱ.①徐… ②宓… ③朱… Ⅲ.①超声波诊断—医师—职业病—预防（卫生）Ⅳ.① R135

中国版本图书馆 CIP 数据核字（2022）第 058595 号

中国超声医师职业相关疾病防护

策划编辑：张　蓉　　责任编辑：张　蓉　危文慧　　责任校对：王瑞瑞　　责任出版：张志平

出 版 者	科学技术文献出版社
地　　址	北京市复兴路15号　　邮编 100038
编 务 部	(010) 58882938，58882087（传真）
发 行 部	(010) 58882868，58882870（传真）
邮 购 部	(010) 58882873
官方网址	www.stdp.com.cn
发 行 者	科学技术文献出版社发行　　全国各地新华书店经销
印 刷 者	北京地大彩印有限公司
版　　次	2022 年 7 月第 1 版　　2022 年 7 月第 1 次印刷
开　　本	787×1092　1/16
字　　数	162千
印　　张	9.75
书　　号	ISBN 978-7-5189-9073-3
定　　价	109.00元

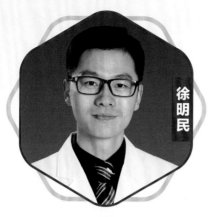

徐明民

浙江省荣军医院（嘉兴学院附属第三医院）超声医学科、超声介入科副主任，主任医师，硕士研究生导师

◎ 专业特长 ◎

颈肩腰腿关节痛症超声可视化中西医结合精准微创诊疗；骨性关节炎、肌腱病、韧带等部位运动性损伤超声可视化精准自体富血小板血浆再生疗法；甲状腺/乳腺结节、各器官囊肿、大隐静脉曲张等超声可视化精准微创诊疗。

◎ 学术任职 ◎

现任中国研究型医院学会肌骨及浅表超声专业委员会委员、浙江省医学会超声医学分会青年委员、浙江省医学会物理医学与康复学分会肌骨超声学组委员、浙江省数理医学学会精准超声介入与智能诊断专业委员会疼痛超声学组副组长、浙江省数理医学学会精准超声介入与智能诊断专业委员会嘉兴市专家委员会常务委员兼秘书。

◎ 荣誉称号 ◎

获"长三角超声医学青年新秀奖"、嘉兴市"351人才"后备学科带头人、嘉兴市"杰出人才"第二层次培养人员、嘉兴市第六批新世纪专业技术带头人后备人才、嘉兴市优秀青年岗位能手、嘉兴市卫生系统优秀青年人才等荣誉称号。

◎ 学术成果 ◎

获浙江省中医药科学技术奖三等奖，主持及参与国家级、省市级等科研项目10项；授权国家专利5项；发表论文34篇，其中SCI收录3篇。

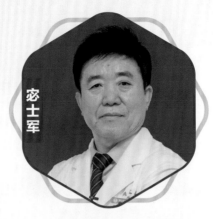

宓士军

唐山市丰润区人民医院整合康复科主任，主任医师

◎ 专业特长 ◎

整体思路下超声可视化精准诊疗肌肉骨骼疼痛疾病。

◎ 学术任职 ◎

现任中国研究型医院学会肌骨及浅表超声专业委员会副主任委员，中国医师协会介入医师分会超声介入专业委员会疼痛学组副主任委员，中国康复医学会疼痛康复专业委员会超声介入学组副主任委员，中国中医药信息学会疼痛分会副会长，中国中医药信息学会超声医学分会副会长，中国老年保健医学研究会常务理事、老年疼痛疾病分会副主任委员，中国超声医学工程学会肌肉骨骼超声专业委员会常务委员，中华中医药学会针刀医学分会常务委员，国家远程医疗与互联网医学中心超声可视化针刀微创技术委员会委员，中华医学会疼痛学分会委员，中国老年医学学会骨与关节分会委员会委员，河北省中医药学会针刀医学分会副主任委员，河北省医学会骨科学分会、手外科学分会委员，唐山市医学会骨科学分会、手外科学分会副主任委员。

◎ 荣誉称号 ◎

获河北省"三三三人才工程"第三层次人选、河北省"劳动模范"等荣誉称号。

◎ 学术成果 ◎

获得中国中西医结合学会科学技术奖二等奖 1 项，河北省医学科学技术奖一等奖 2 项、二等奖 5 项，市级科技进步奖二等奖 3 项；获得国家实用新型专利 6 项；发表学术核心期刊论文 90 篇，其中 SCI 收录 5 篇；主编专著 1 部，合作出版专著 9 部。

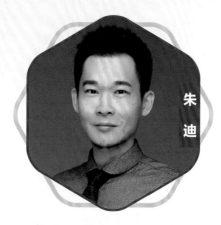

朱迪

浙江省人民医院康复医学科副主任治疗师，运动机能学博士，
浙江省人民医院团委副书记，国家紧急医学救援队（浙江）队员，
浙江第五批援鄂医疗队队员

◎ **专业特长** ◎

各类运动损伤康复、骨科术后康复、肌骨系统慢性疼痛康复、脊柱侧弯等体态纠正性训练。

◎ **学术任职** ◎

现任中国康复医学会康复治疗专业委员会手法治疗学组委员，浙江省康复医学会康复治疗专业委员会常务委员、副主任青年委员，浙江省康复医学会教育专业委员会委员，浙江省康复医学专科联盟专家库成员，青田县"侨·智库"专家联盟成员。

◎ **荣誉称号** ◎

获"全国青年文明号号长"等称号。

◎ **学术成果** ◎

发表SCI收录论文5篇、国家核心期刊论文数篇；参与省部级课题1项，主持厅级课题3项。

序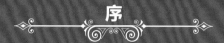

　　首先，很荣幸收到为徐明民主任、宓士军主任及朱迪主任主编的《中国超声医师职业相关疾病防护》作序的邀请。我为他们多年来对超声医师健康的急切担忧和诚挚关心而感动，更为他们能为超声医师们提供一部预防职业损伤和保护自身健康的佳作而点赞！

　　早在50年前，世界卫生组织（WHO）就曾断言，继X线之后，超声将是最有效的医学影像学诊断方法。实践证明，超声自20世纪60年代用于临床以来，以其安全便捷、廉价高效等诸多优势在世界范围内迅速普及应用。目前，无论在发达国家还是在发展中国家，超声都已经成为所有影像学诊断方法中应用范围最广、使用频率最高的一项基础诊断和治疗技术。随着超声医学的发展，为适应和满足临床对超声检查巨大而迫切的需求，超声医师的负担越来越重，由此而带来的超声医师职业损伤已经成为重大健康问题。

　　自20世纪90年代以来，国内外的劳工组织和医院管理人员开始注意到超声从业医生的健康问题，并开始发起了对超声医师职业损伤的调查研究。调查结果表明超声工作对操作者肩、颈、腕和手的骨关节及肌肉都有明显损伤，已经严重影响到超声医师的工作和家庭生活。调查文件已被澳大利亚等多国作为制定相关政策的重要依据。此后，我国黄品同等学者出于对中国超声医师的关心，也进行了超声医师职业损伤的调查，同样显示超声医师长期疲劳累积对关节肌肉、眼和心血管的损伤非常显著。

　　我国的超声医师接近30万人。然而，令人遗憾的是，时至今日，涉及如此之众，这一重大职业健康问题并未引起有关部门重视。尽管多数超声医师在检查时本人自觉身体不适甚至颈、肩、腕等疼痛难忍，眼睛干涩，但是，院方仍然不断加码，要求缩短预约时间，而对超声职业损伤的严重性无人问津。

　　徐明民主任、宓士军主任和朱迪主任在亲自调研基础上主编的《中国超声医师职业相关疾病防护》从多方面详述了超声职业损伤的预防和诊治建议，不仅可以对超声医师的自我防护起到指导作用，还必将对有关部门重视超声医师健康并尽快制定有关规定起到推动作用。

北京大学第三医院超声科

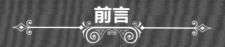

前言

在中华人民共和国的众多工作岗位上，有这样一群神奇的存在！

他们自称"超人"！不是因为身穿红裤衩，也不是因为能飞天遁地，而是因为近30万中国超声医学工作者用超声波守护了14亿国人！

他们当中，有被习近平总书记接见的全国敬业奉献模范贾立群教授，也有全国总工会"五一劳动奖章"获得者王金锐教授，还有无数在各自平凡的工作岗位上默默付出的基层"超人"！

"超人"的工作日常是从早到晚手持超声探头，注视显示屏幕，工作范围包括内科、外科、妇产科、儿科等各系统超声检查，"纯手工"探索身体的"大千世界"，结合相关资料，认真地分析各种图像信息，不断求证，拨开重重迷雾，发现疾患的本质！他们被誉为临床医师的"第三只眼睛"，为"健康中国"做出了卓越的贡献。这个群体既要承担日常超声检查，又要负责诊断及微创介入治疗工作，更要兼顾体检、教学、科研、管理。他们长期被迫不良姿势工作，且负荷繁重，是职业相关疾病的高患病率群体。但是，职业相关疾病的政策暂时缺位，导致"超人"的工作现状用一句话来形容——"除了没人疼，浑身哪儿都疼"。

因职业相关疾病严重危害各类职业人群的身心健康，甚至导致职业倦怠，减少职业寿命，相关研究在国内外医疗行业中受到越来越多的关注。

为了超声医学的可持续发展，黄品同等学者在国内较早提出必须要重视超声医师职业损伤的理念。但国内有关超声医师群体职业相关疾病的调查较少，且以区域性为主，后续防治及宣教等工作更是匮乏。

经过三年多的筹备，在全国范围内超声医师职业相关疾病研究调查的基础上，我们联合超声学会、康复学会、疼痛学会、骨科学会、眼科学会、疾控中心等组织的诸多专家，为常见的超声医师职业相关疾病量身制订了科学的日常康复计划及防护措施，只为"超人"可以少痛、无痛地去工作、去生活。因为他们深爱着自己的工作岗位，他们践行着"健康中国"的理念，他们同样值得我们去心疼，去守护！

本书从流行病学现况调查，到客观地分析造成超声医师职业相关疾病的高危因素，再到制定阶梯式解决方案，希望能够为超声医师及其他饱受此类疾患困扰的朋友们提供帮助，改善生活质量。但因每个人的具体情况可能存在差异，加上水平有限，无法做到尽善尽美，如有谬误，敬请大家批评指正。

徐明民

浙江省荣军医院超声科

目录

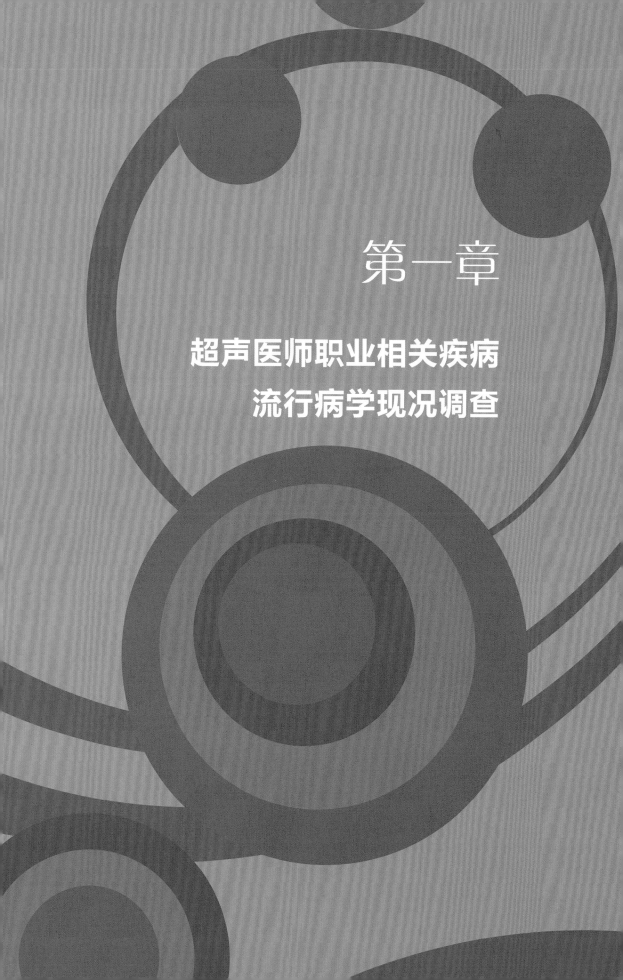

第一章

超声医师职业相关疾病
流行病学现况调查

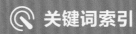

关键词索引

超声医师；职业相关疾病；肌肉骨骼疾病；视频终端综合征；慢性支气管炎；高血压；尿路结石；尿路感染；代谢综合征；流行病学；现况调查

第一节

超声医师职业相关肌骨疾病流行病学现况调查

工作相关肌肉骨骼疾患（work-related musculoskeletal disorders，WMSD）是指在各种工作中由长期不良姿势、动态及静态负荷、体力劳动等不良力学及社会心理等因素所导致的肌肉骨骼系统急慢性损伤疾患的统称[1]。

因严重危害各类职业人群的身心健康，甚至可能会导致职业倦怠，WMSD 相关研究在国内外医疗行业中受到越来越多的关注。欧美国家已经将其列入职业病范畴加以控制[2]，格外注重疼痛管理。而在我国，WMSD 却很少引起人们的重视，因为传统的观念是"这点痛，算什么"（郑智化歌词）。既然我们已经告别"通信基本靠吼、交通基本靠走"的旧时代，迎来"移动互联网、5G、区块链、AI"的新时代，那我们的观念就也需要改变，需要认真思考、理性面对颈肩腰腿痛。

目前 WMSD 的研究对象主要集中在护士、牙医等[3-5]。实际上，近 30 万中国超声医师群体服务了近 14 亿的国人，涉及范围包括内科、外科、妇产科、儿科等超声检查，且都是"纯手工"，为"健康中国"做出了卓越的贡献。这个群体既要承担日常检查的技师工作，又要负责从诊断到治疗的医师工作，更要兼顾体检、教学、科研、管理。他们被迫长期以不良姿势工作，且负荷繁重，是 WMSD 的高患病率群体。用一句话来形容："除了没人疼，浑身哪儿都疼"。

为了超声医学的可持续发展，黄品同等学者在国内较早提出必须要重视超声医师职业损伤的理念[3-6]。

一、背景及目的

目前，国内关于超声医师群体 WMSD 的调查较少，且以区域性为主[7-10]。全国范围内超声医师 WMSD 相关研究调查及后续防治、宣教等工作匮乏。为真实地反映全国超声医师 WMSD 现况，为向相关行政部门的决策提供科学依据，特对超声医师 WMSD 进行调查。

二、方法

2018 年 7 月 7 日至 2018 年 9 月 7 日，选择全国范围愿意接受调查的在职超声医师作为调查人群。

参考荷兰职业性肌肉骨骼疾病调查表[11]和北欧国家肌肉骨骼损伤标准调查表[12]，制作超声医师 WMSD 网络问卷调查表进行分析。WMSD 的定义为工作以来颈部、肩部、腰部、胸背部、肘部、手腕部、髋臀部、膝部、足踝部之中一个或多个部位出现疼痛和（或）活动受限持续时间超过 24 小时。排除标准：工作之前已经临床确诊或参加工作后由其他非工作原因导致的肌肉骨骼疾病。调查表内容包括受调查对象对 WMSD 危害的了解程度、WMSD 现状、WMSD 的危害。分析超声医师 WMSD 的好发部位、高危因素及其造成的危害。

三、结果

全国共计 3142 名超声医师参与此次调查，剔除 4 份不合格问卷，排除 383 人次非 WMSD，最终 2684（85.42%）人被纳入统计研究。

1. 在进行此次问卷调查前，约 52.57% 参与调查者表示不了解 WMSD。

2. 仅仅 8% 的受调查者在实习、规培及工作期间接受过关于超声医师 WMSD 危害防治培训。

3. 工作期间，高达 97.74% 受调查者受到肌肉骨骼疼痛症状的困扰。

4. 工作时间：63.62% 受调查者平均工作 5~6 天 / 周，13.98% 受调查者平均工作 6~7 天 / 周。

5. 工作强度：36% 受调查者平均每天超声检查或治疗 51~70 人次，16.59% 受调查者平均每天超声检查或治疗 71~90 人次，7.6% 受调查者平均每天超声检查或治疗 > 90 人次。

6. 受调查者颈部、肩部、腰部、胸背部、肘部、手腕部、髋臀部的 WMSD 患病率较高，右侧显著高于左侧（表 1-1-1）。

表1-1-1　受调查者常见肌肉骨骼疼痛部位患病率及分布

疼痛部位	患病率	右侧	左侧	统计学数据
颈部	76.9%	72.03%	30.03%	χ^2=943.65，$P<0.001$
肩部	83.79%	79.19%	23.09%	χ^2=1682.76，$P<0.001$
肘部	45.97%	44.70%	6.05%	χ^2=1049.00，$P<0.001$
手腕部	71.46%	70.83%	7.48%	χ^2=2240.16，$P<0.001$
腰部	75.64%	71.70%	43.51%	χ^2=433.44，$P<0.001$
胸背部	55.37%	52.56%	29.70%	χ^2=286.45，$P<0.001$
髋臀部	51.65%	48.45%	25.55%	χ^2=298.24，$P<0.001$
膝部	32.03%	29.35%	18.33%	χ^2=88.57，$P<0.001$
足踝部	16.25%	14.76%	8.55%	χ^2=49.79，$P<0.001$

7. 超声医师 WMSD 患病率随年龄和工龄的增大而增加（$\chi^2_{趋势}$=78.47、24.09，$P < 0.01$）。

8. 多元 logistic 回归分析显示：女性、工龄＞5 年、每周工作时间＞40 小时、身体状况差和工作强度高（每天超声检查或治疗＞50 人次）是超声医师 WMSD 的高危因素（OR=1.454、2.140、1.246、3.160、1.363）。

9. 98.29% 受调查者认为 WMSD 对心理有不良影响，88.94% 受调查者认为 WMSD 影响其睡眠，54.47% 受调查者认为 WMSD 影响了生活。

四、结论

受调查超声医师肩部、颈部、腰部、胸背部、手腕部、肘部、髋臀部 WMSD 患病率较高，以右侧为主。年龄大、工龄长、女性、每周工作时间＞40 小时、身体状况差和工作强度高是 WMSD 的重要影响因素。WMSD 对超声医师心理、睡眠、日常生活造成了不良影响。应不断提高 WMSD 防护意识，寻找切实有效的干预方法以降低超声医师 WMSD 患病率，提高超声医师的工作及生活质量。

第二节
超声医师职业相关眼部疾病流行病学现况调查

超声医师日常工作需要持续使用视频显示终端（visual display terminal，VDT）设备。长时间、近距离使用 VDT，眼负荷增加，会现一系列眼部症状：眼干、眼酸、视觉作业的速度和精度降低等，即眼部 VDT 综合征[13]。

一、目的

调查全国超声医师职业相关常见眼部疾病现况，为相关行政部门的决策提供科学依据，为日后的防护工作提供参考。

二、方法

2019 年 9 月 30 日至 2019 年 10 月 30 日，选择全国范围愿意接受调查的在职超声医师作为调查人群。

参考眼表疾病指数（ocular surface disease index，OSDI）干眼问卷调查表[14]，制作超声医师职业相关常见眼部疾病调查表并进行网络问卷调查。调查表内容包括受调查对象一般情况、平均每天面对超声显示器或电脑显示器的工作时间、下班后使用电子产品的时间、眼部的健康状况等。分析超声医师工作相关常见的眼部疾病、高危因素。

三、结果

全国共计 528 名超声医师参与此次调查，剔除 3 份不合格问卷，最终 525（99.43%）人被纳入统计研究。

1. 工作需要使用超声显示器及电脑显示器的时间：74.86% 的受调查者 ≤ 8 小时，21.14% 的受调查者 9 ~ 10 小时，4% 的受调查者 ≥ 11 小时。

2. 下班后时平均使用电子产品的时间：11.24% 受调查者 1 小时，34.1% 受调查者 2 小时，28.19% 受调查者 3 小时，26.47% 受调查者 ≥ 4 小时。

3. 目前的眼部健康状况：仅 10.1% 受调查者正常，59.81% 受调查者轻度近视（≤ 600°），17.9% 受调查者高度近视（> 600°），29.14% 受调查者合并散光，12.76% 受调查者患有老花眼，12.76% 受调查者患有玻璃体混浊，0.76% 受调查者合并视网膜脱离，高达 50.67% 受调查者有视疲劳症状。

4. 工作以后，27.81% 受调查者视力维持稳定，72.19% 受调查者视力越来越差。

5. 干眼症情况：7.05% 受调查者无干眼症，71.24% 受调查者有轻度干眼症，17.9% 受调查者有中度干眼症，3.81% 受调查者有重度干眼症。

6. 超声医师高度近视、玻璃体混浊、视疲劳患病率随每天使用超声显示器或电脑显示器的工作时间延长而增加（$\chi^2_{趋势}$=5.129、12.622、3.882，$P < 0.05$）。

7. 工作以来，每天工作时间 > 10 小时的超声医师视力越来越差的比例显著增高（χ^2=52.56，$P < 0.01$）。

8. 多元 logistic 回归分析显示：女性、工龄 > 5 年、每天工作时间 > 10 小时是超声医师干眼症的高危因素（OR=2.696、2.613、1.179）。

四、结论

受调查超声医师近视、视疲劳、干眼症患病率较高。长时间使用超声显示器或电脑显示器会导致超声医师高度近视、玻璃体混浊、视疲劳患病率增加，视力越来越差。女性、工龄 > 5 年、每天工作时间 > 10 小时是超声医师干眼症的高危因素。应不断提高眼部疾患的防护意识，寻找切实有效的干预方法以降低超声医师眼部疾患患病率，提高超声医师的生活质量。

第三节
超声医师职业相关其他疾病流行病学现况调查

一、目的

调查全国超声医师职业相关其他疾病现况，为相关行政部门的决策提供科学依据，为日后的防护工作提供参考。

二、方法

2019 年 9 月 30 日至 2019 年 10 月 30 日，选择全国范围愿意接受调查的在职超声医师作为调查人群。制作超声医师职业相关常见其他疾病调查表并进行网络问卷调查。调查表内容包括受调查对象一般情况及呼吸系统、心血管系统、泌尿系统、代谢系统相关疾病。分析超声医师工作相关常见的多系统疾病及高危因素。

三、结果

全国共计 529 位超声医师参与此次调查，剔除 3 份不合格问卷，最终 526 人（99.43%）被纳入统计研究。

1. 呼吸系统：12.17% 的受调查者患有慢性气管炎或支气管炎（男性较女性多见，17.60% *vs.* 10.15%，$\chi^2=5.38$，$P < 0.05$），3.99% 的受调查者患有支气管哮喘，5.89% 的受调查者患有肺结节，0.38% 的受调查者患有肺间质纤维化。

2. 心血管系统：12.54% 的受调查者患有高血压（男性较女性多见，19.72% *vs.* 9.9%，$\chi^2=9.11$，$P < 0.01$），56.46% 的受调查者有期前收缩（男女差异无统计学意义，42.57% *vs.* 41.09%，$\chi^2=0.0002$，$P > 0.05$），其中 50.47% 有相关症状。

3. 泌尿系统：14.07% 的受调查者曾患有肾结石（男性较女性多见，19.01% *vs.* 12.24%，$\chi^2=3.94$，$P < 0.05$），2.47% 的受调查者曾患有肾积水，4.56% 的受调查者曾患有输尿管结石（男性较女性多见，9.86% *vs.* 2.60%，$\chi^2=10.51$，$P < 0.01$），24.9% 的受调查者曾患有尿路感染（女性较男性多见，29.43% *vs.* 12.68%，$\chi^2=15.55$，$P < 0.01$），30.98% 的男性受调查者曾患有前列腺疾病。

4. 代谢系统：19.77% 的受调查者患有高脂血症（男性较女性多见，32.39% *vs.* 15.10%，$\chi^2=19.54$，$P < 0.01$），2.66% 的受调查者患有糖尿病（男性较女性多见，4.93% *vs.* 1.82%，$\chi^2=3.86$，$P < 0.05$），27.38% 的受调查者患有肥胖症（男性较女性多见，37.32% *vs.* 23.70%，$\chi^2=9.68$，$P < 0.01$）。

四、结论

受调查超声医师呼吸系统以慢性气管炎、支气管炎多见，男性多见。心血管系统以期前收缩症状多见，另外高血压患病率较高，男性多见。泌尿系统以上尿路结石多见，男性多见；尿路感染则女性多见；男性前列腺疾病患病率较高。代谢系统以高脂血症和肥胖症常见，男性多见。应针对上述高发疾病，制定相应的防护措施。

参考文献

[1] 杨敬林，贾光，余善法.职业性肌肉骨骼损伤的流行现状及预防策略.中华预防医学杂志，2013，47（5）：403-407.

[2] RASOTTO C，BERGAMIN M，SIMONETTI A，et al.Tailored exercise program reduces symptoms of upper limb work-related musculoskeletal disorders in a group of metalworkers: a randomized controlled trial.Manual Therapy，2015，20（1）：56-62.

[3] PRESOTO C D，WAJNGARTEN D，DOMINGOS P A S，et al.Dental students' perceptions of risk factors for musculoskeletal disorders: adapting the job factors questionnaire for dentistry.J Dent Educ，2018，82（1）：47-53.

[4] CARNEIRO P，BRAGA A C，BARROSO M.Work-related musculoskeletal disorders in home care nurses: study of the main risk factors.International Journal of Industrial Ergonomics，2017，61：22-28.

[5] CLARI M，GARZARO G，DI MASO M，et al.Upper limb work-related musculoskeletal disorders in operating room nurses: a multicenter cross-sectional study.Int J Environ Res Public Health，2019，16（16）：2844.

[6] 黄品同，黄福光，赵博文，等.必须重视超声医师的职业损伤.中国超声医学杂志，2010，26（12）：1141-1143.

[7] ZHANG D，YAN M，LIN H，et al.Evaluation of work-related musculoskeletal disorder issue among sonographers in general hospitals in Guangdong province，China.Int J Occup Saf Ergon，2020，26（4）：802-810.

[8] 邓志辉，朱文军，全丽娟，等.某省超声科医生职业性肌肉骨骼疾患及其影响因素调查.中华劳动卫生职业病杂志，2018，36（4）：277-280.

[9] ZHANG D，HUANG H.Prevalence of work-related musculoskeletal disorders among sonographers in China: results from a national web-based survey.Journal of Occupational Health，2017，59（6）：529-541.

[10] FENG Q，LIU S，YANG L，et al.The prevalence of and risk factors associated with musculoskeletal disorders among Sonographers in Central China: a cross-sectional study.

PLoS One，2016，11（10）：e0163903.https://doi.org/10.1371/journal.pone.0163903.

[11] HILDEBRANDT V H，BONGERS P M，VAN DIJK F J，et al.Dutch Musculoskeletal Questionnaire：description and basic qualities.Ergonomics，2001，44（12）：1038-1055.

[12] KUORINKA I，JONSSON B，KILBOM A，et al.Standardised Nordic questionnaires for the analysis of musculoskeletal symptoms.Appl Ergon，1987，18（3）：233-237.

[13] BLEHM C，VISHNU S，KHATTAK A，et al.Computer vision syndrome：a review.Surv Ophthalmol，2005，50（3）：253-262.

[14] 赵慧，刘祖国，杨文照，等.我国干眼问卷的研制及评估.中华眼科杂志，2015，51（9）：647-654.

（徐明民　孟　彬）

第二章

肌骨超声在超声医师职业相关疾病诊断中的应用

关键词索引

肌骨超声；超声医师；职业相关疾病；肌肉骨骼疾病；项韧带松弛；肩袖损伤；肩关节周围炎；肩峰下撞击综合征；肱骨外上髁炎；腱鞘炎；腱鞘囊肿；周围神经卡压综合征；枕大神经；颈丛；腕管综合征；肘管综合征

近年来超声医师工作强度较大、工作时间较长，容易患与工作相关的颈肩痛病变。在实际工作中，超声医师对自身易患职业病的现状了解不足，对自身工作中容易造成职业病的因素和环境也不够清楚，未引起足够重视。其实，超声医师完全可以利用自己手中的武器，对自身的疾病做出准确的诊断，从而采取相应的治疗措施。

一、头颈部不适

头颈部不适往往是因为患者长时间保持低头、久坐等情况导致。而在日常诊疗工作中，超声医师需要长时间面对屏幕，低头操作，随着时间的积累，逐渐可出现项韧带松弛。

（一）项韧带松弛

项韧带松弛一般表现为抬头时在颈后部正中触及一光滑的包块，低头时消失，无痛，也不伴有其他颈部的功能异常。

项韧带起于所有颈椎的棘突，止于枕外隆凸和枕外嵴。项韧带的主要作用为限制脊柱的前屈，限制头部垂向前下方。与其他主要由胶原纤维构成的韧带不同，项韧带内含有大量的可以变形的弹力纤维，这使得项韧带具有一定的延展性。然而，当过度使用时，这些弹力纤维就会失去固有的弹性，变得松弛。松弛的韧带在抬头时不能回缩，只好呈卷曲状向外膨出。

动态超声检查可以清晰显示松弛的项韧带在抬头时向外膨出，深筋膜向外隆起的过程（图2-1，图2-2）。

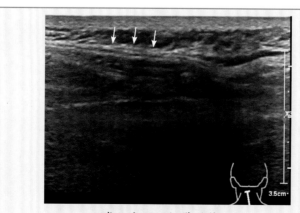

正常状态下项韧带（箭头）

图2-1　正常状态下项韧带

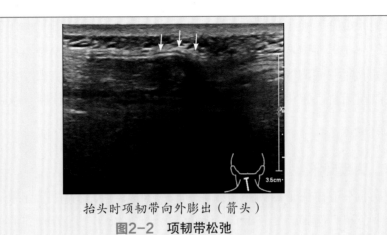

抬头时项韧带向外膨出（箭头）

图2-2　项韧带松弛

（二）头颈部周围神经卡压

由于超声医师长期面对屏幕，其颈部肌肉多处于僵硬状态，可导致肌肉劳损，易造成肌筋膜炎。颈部软组织内有许多细小神经，当周围软组织出现炎性反应、缺血、损伤而造成肌肉痉挛时，颈丛神经、枕大神经可受到卡压或化学刺激，产生一系列临床症状，如头颈部不适、头痛等。超声检查对于上述皮神经都可以清晰显示，并可以在实时引导下给予神经阻滞治疗。

颈丛由 $C_1 \sim C_4$ 的前支构成。颈丛的分支有浅支和深支，浅支亦称为颈丛皮支。

颈丛皮支由胸锁乳突肌后缘中点附近穿出，位置表浅，散开行向各方，其穿出部位为颈部皮肤浸润麻醉的一个阻滞点。主要的浅支：枕小神经沿胸锁乳突肌后缘上升，分布于枕部及耳廓背面上部的皮肤；耳大神经沿胸锁乳突肌表面行向前上，至耳廓及其附近的皮肤；颈横神经横过胸锁乳突肌浅面向前，分布于颈部皮肤（图2-3）。

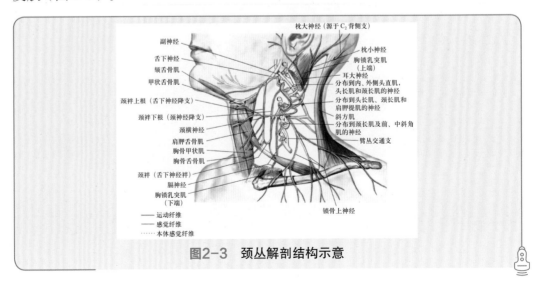

图2-3　颈丛解剖结构示意

超声检查可以清晰显示颈部皮神经、耳大神经、枕小神经。通过双侧检查仔细比对，可以发现上述神经是否出现肿胀、卡压征象。在临床实际应用过程中，通过针对颈部细小神经周围药物注射，可以缓解颈部不适症状（图2-4）。

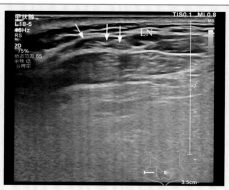

颈丛（箭头）。LN：淋巴结

图2-4　颈丛声像图

枕大神经是 C_2 后支的分支，在斜方肌的起点上项线下方浅出，伴枕动脉的分支上行，分布至枕部皮肤。超声引导下枕神经阻滞有两种不同的路径。第一种是在枕外隆凸旁，此处枕大神经与枕动脉伴行[1]（图2-3）；第二种方法是枕神经穿行于头下斜肌和头半棘肌之间的部位[1]（图2-3）。

第一种显示枕大神经方法：检查前首先触诊患者的枕外隆凸，用探头横断扫查寻找枕动脉，与其伴行的细小"蜂窝样"结构就是枕大神经（图2-5）。第二种显示枕大神经方法：探头横断，沿枕外隆凸向下移动，寻找 C_2 分叉，在此水平将探头旋转约30°，使其与头下斜肌长轴平行，在声像图中，半棘肌与头下斜肌之间的即为枕大神经（图2-6）。

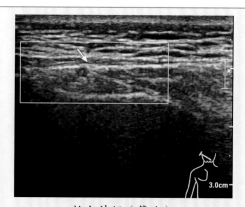

枕大神经（箭头）

图2-5　枕大神经

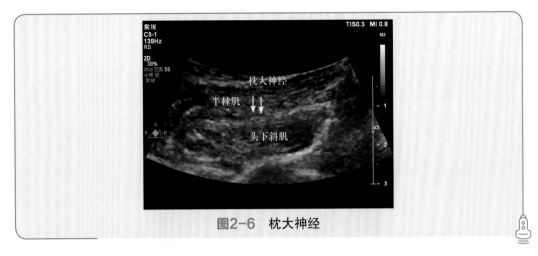

图2-6 枕大神经

二、肩部不适

超声医师每天手持探头工作，久而久之会出现肩膀疼痛不适，肩关节活动功能明显受限，正常工作生活都会受到影响。此时，临床往往诊断为肩关节周围炎（肩周炎），又称为冻结肩、粘连性关节囊炎。它是一种软组织疾病，主要表现为关节疼痛、僵硬和活动功能障碍。其在临床上很难与其他肩部疾病（如肩袖撕裂、钙化性肌腱炎或炎症性关节病）辨别，需要影像学来辅助诊断。尽管磁共振成像（magnetic resonance imaging，MRI）是评价肩关节的首选影像学方法，但MRI存在部分患者不耐受、费用昂贵等缺点。相比之下，超声具有能够在诊疗中进行快速、动态的检查，即时的图像指导，实时引导治疗等优点，被临床广泛使用。

（一）肩袖损伤

肩袖肌腱损伤的发生率随年龄增长而上升。随着年龄增大，肩袖会越来越容易在负荷并不大的情况下受到损伤。肩袖撕裂是肌腱退行性变随年龄增长而出现的自然过程，50岁以后发生率呈直线上升，与左利手或右利手、性别、用力度均无关。当大部分肌腱发生一次性断裂时，就会出现肩痛，并于肩袖运动（如外展、外旋、内收等）时加重运动障碍及上臂无力。肩袖撕裂后，会造成肩部的不稳定性增加，肱骨头的不稳定还会影响其与肩峰之间的组织。

肩袖肌腱群中冈上肌腱最易受损，其次是肩胛下肌腱和冈下肌腱，小圆肌腱很少受累。肩袖撕裂的共同超声表现是肌腱内出现低回声区，该低回声区通过调整探头入射角度不能消除（非各向异性伪像所致）。增加肌腱应力时，可见裂口增大。任何一个撕裂的测量都应包括肌腱的长轴和短轴两个方向。此处以冈上肌腱为例对其撕裂声像图给予描述。

冈上肌腱的形态为"扁平样"结构，具有一定的宽度和厚度。其浅方为肩峰下 – 三角肌下滑囊，深方为肱骨头软骨关节面。当冈上肌腱完整时，其深方及浅方的结构不相通。

根据撕裂的位置，冈上肌腱撕裂可分为 4 种：滑囊面部分撕裂、腱体内部撕裂、关节面部分撕裂及全层撕裂[2]（图 2-7 ~ 图 2-10）。

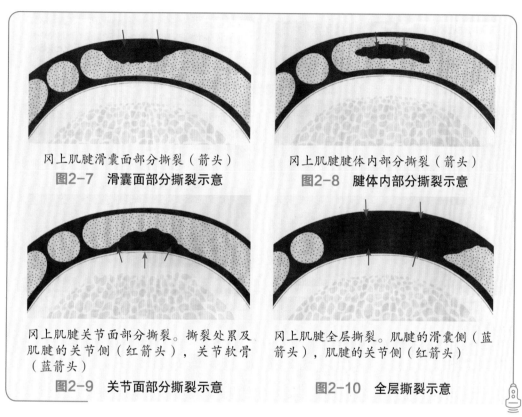

冈上肌腱滑囊面部分撕裂（箭头）

图2-7　滑囊面部分撕裂示意

冈上肌腱腱体内部分撕裂（箭头）

图2-8　腱体内部分撕裂示意

冈上肌腱关节面部分撕裂。撕裂处累及肌腱的关节侧（红箭头），关节软骨（蓝箭头）

图2-9　关节面部分撕裂示意

冈上肌腱全层撕裂。肌腱的滑囊侧（蓝箭头），肌腱的关节侧（红箭头）

图2-10　全层撕裂示意

声像图表现：滑囊面部分撕裂可表现为肌腱局部变薄、表面向内凹陷、大结节附着部局部缺损或滑囊面出现局灶性低回声（图 2-11）。通常伴有三角肌下滑囊内少量积液或三角肌下滑囊滑膜增生，有时增生的滑膜组织可疝入裂口内（图 2-12），致使超声检查出现假阴性结果。腱内撕裂并不少见，可见在腱内出现局灶性低回声或混合性回声，滑囊面及关节面完整（图 2-13）。发生撕裂时腱内出现条状无回声，冈上肌分成两层，撕裂范围较大时裂口可延伸至滑囊面或关节面。

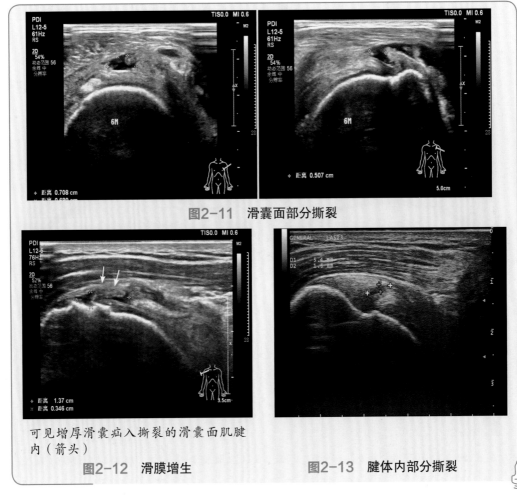

图2-11　滑囊面部分撕裂

可见增厚滑囊疝入撕裂的滑囊面肌腱内（箭头）

图2-12　滑膜增生

图2-13　腱体内部分撕裂

关节面部分撕裂表现为关节面出现局灶性低回声或混合性回声伴纤维连续性中断（图2-14）。应注意，冈上肌腱关节面撕裂好发于肱骨头解剖颈近端，呈"车轮边缘"征象，即"Rim-Rent"（图2-15）[2]。上述撕裂还可继续延伸至腱体内形成"L"型撕裂（图2-16），关节内液体可通过裂隙流向肌肉–肌腱连接处内形成囊肿。

肌腱全层厚度撕裂是指撕裂的裂口自肌腱关节面贯穿滑囊面全层，三角肌下滑囊与盂肱关节腔交通。当肌腱内部或边缘发生撕裂时，断端可回缩，回缩后导致撕裂面积明显增大，随之而来的是肌肉萎缩。冈上肌腱撕裂后可以累及其他肩袖结构，向前累及肱二头肌长头腱，向后累及冈下肌腱。根据裂口的前后径将撕裂分为：①小型损伤，＜1 cm；②大型损伤，1～3 cm；③巨型损伤，＞3 cm（图2-17）。肌腱大范围撕裂可以使肱骨头位置上移，缩短与肩峰之间距离，引起撞击发生，最终导致盂肱关节炎。

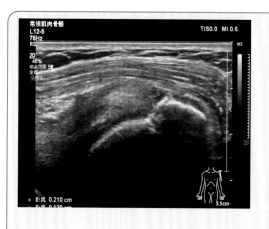

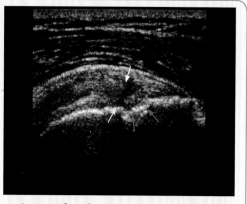

好发于肱骨头解剖颈近端。肌腱纤维断裂处（白箭头），撕裂累及肌腱的关节面（黄箭头），肱骨大结节骨皮质不均匀（蓝箭头）

图2-14　冈上肌腱关节面部分撕裂　　　　图2-15　冈上肌腱关节面撕裂

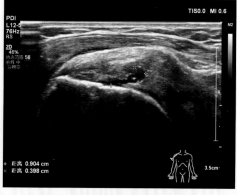

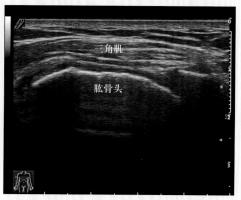

图2-16　撕裂向腱体内延伸　　　　图2-17　冈上肌腱全层撕裂

（二）冻结肩

冻结肩，又称粘连性关节囊炎，根据美国肩肘外科医师协会定义，粘连性关节囊炎是一种特定的肩关节囊疾病，是一类引起盂肱关节僵硬的疾病，表现为肩关节周围疼痛，肩关节各个方向主动和被动活动度降低、受限。在中国等亚洲地区称为肩关节周围炎或五十肩、漏肩风，好发于40~60岁中老年，女性较男性多见。

冻结肩到目前为止仍仅仅是临床诊断，主要根据病史和体格检查。多为隐匿性起病，表现为肩关节疼痛，尤其夜间痛明显，肩关节主动活动和被动活动均受限。外旋动作受限是最早累及也是最后恢复的。冻结肩有多种超声表现，但非特异性。早期表现包括喙肱韧带、盂肱韧带、关节囊增厚。

正常的喙肱韧带包绕在关节囊内肱二头肌腱表面，厚度约2 mm，声像图为条状纤维结构，盂肱上韧带在肩袖间隙扫查中也可探及，位于肱二头肌腱深部。

发生冻结肩时，声像图可显示上述韧带明显增厚，有时增厚的韧带内可探及血流信号。

正常关节囊声像图上显示为肩袖的关节面。腋下隐窝作为一层独立组织结构，其厚度随外展程度不同而改变，于臂下垂时形成皱褶，超声显示为关节囊变厚，于外展时关节囊紧张，超声显示为关节囊变薄。冻结肩患者声像图主要显示为腋下关节囊增厚、回声减低，厚度不随关节伸展改变（图2-18），动态扫查显示关节囊僵硬。肱二头肌长头腱腱鞘内可见少量积液，出现腱鞘积液的原因可能是关节容积缩小，关节内液体受到挤压流入腱鞘。

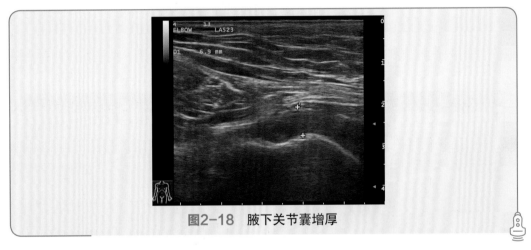

图2-18　腋下关节囊增厚

（三）肩峰下撞击综合征

肩峰下撞击综合征是肩关节常见疾病之一，被认为是导致慢性肩痛的主要原因之一。

肩峰下撞击的发生是由肩峰下间隙变小引起肩峰下间隙内组织磨损所致。肩部外侧由肩峰、喙肩韧带、喙突组成喙肩弓，喙肩弓与肱骨头之间形成的三角形间隙，称为"肩峰下间隙"，又称为"第二肩关节"，由各种原因导致的肩峰下间隙体积减小、内容物体积增大，均可造成肩峰下撞击综合征。

该病多为肩关节外展活动时，肩峰下间隙内结构和喙肩弓之间反复摩擦、撞击而产生的一种慢性肩部疼痛综合征。肩关节外展活动时肩袖组织撞击喙肩韧带、肩锁关节及肩峰的前方1/3。超声检查可以有效地评价外侧部位撞击。将探头放置于肩峰表面，调整探头方向，显示出肩峰和深方的冈上肌腱及肱骨头，嘱患者缓慢外展、抬起上臂，动态观察冈上肌腱滑入肩峰下的过程。在出现撞击时，表现为在冈上肌滑入肩峰下时明显受阻，向表面隆起（图2-19）。

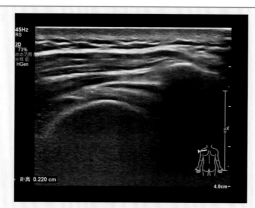

肩峰下滑囊增厚

图2-19 肩峰下撞击综合征阳性

三、肘部不适

肱骨外上髁炎是一种位于肱骨外上髁处，伸肌总腱起点附近的慢性损伤性炎症，以往总出现在网球运动员中，故俗称"网球肘"。在超声医师日常工作中，为获得清晰的图像，需要手臂反复用力，被动牵拉伸肌，因此对肱骨外上髁的伸肌总腱附着点产生较大张力。

临床表现为逐渐出现肘关节外侧痛，在用力握拳、伸腕时加重以致不能持物。严重者拧毛巾、扫地等细小动作均感困难。

正常肘关节外侧超声扫查：患者前臂内旋姿态，将探头置于肘关节外侧[2]（图2-20，图2-21），沿长轴冠状面扫查位于浅表的伸肌总腱。伸肌总腱由桡侧腕短伸肌、指伸肌、小指伸肌、尺侧腕伸肌的肌腱融合而成，连接于肱骨外上髁前区，呈"扁平鸟嘴样"结构。

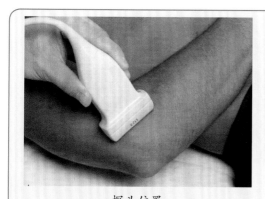

探头位置

图2-20 肘关节外侧探查

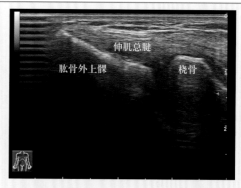

图2-21 肱骨外上髁伸肌总腱

肱骨外上髁炎超声表现：伸肌总腱附着处肿胀，肌腱回声局限性或弥漫性减低（图2-22），其深方骨表面可不规整。腱体内部结构可伴随纤维缺失或呈散在块状分布钙化。通常最早累及的是构成伸肌总腱深部的桡侧腕短伸肌腱的损伤。疾病如果进一步发展，病变可以逐渐累及肌腱全层。应用能量多普勒超声可显示炎症部位的血流情况（图2-23）。总之超声能够帮助临床确诊，评价疾病的严重程度及对治疗的反应。

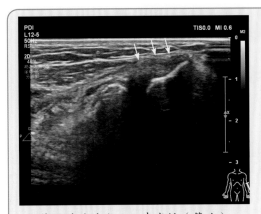

伸肌总腱肿胀、回声减低（箭头）

图2-22　肱骨外上髁炎声像图

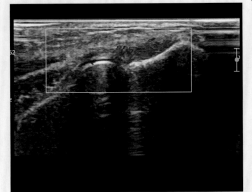

能量多普勒声像图

图2-23　肱骨外上髁炎

四、手部和腕部不适

（一）手腕部腱鞘炎

手腕部腱鞘炎的发生多是由于超声医师长期、快速、用力地使用腕部、手部关节。发生于手指的屈肌腱鞘炎，又称为"弹响指"或"扳机指"；发生于拇指的拇长屈肌腱鞘炎，又称"弹响拇"；发生于腕部的拇长展肌腱鞘炎和拇短伸肌腱鞘炎，又称为桡骨茎突狭窄性腱鞘炎。其病因为手腕部长期快速活动。

1. "弹响指"和"弹响拇"：起病缓慢，初期表现为患指发僵、疼痛，缓慢活动后消失。随病程延长逐渐出现弹响伴明显疼痛，严重者患指屈曲，不敢活动，好发于中指、环指和拇指。超声表现：在患侧的屈肌腱鞘表面局部增厚，回声减低，在急性期，彩色多普勒血流成像往往显示增厚的腱鞘内血流信号丰富（图2-24）。

2. 桡骨茎突狭窄性腱鞘炎：表现为腕关节桡侧疼痛，逐渐加重，无力提物。握拳尺偏腕关节时，桡骨茎突表面明显疼痛。超声表现：在腕部背侧拇长展肌腱鞘和拇短伸肌腱鞘局部增厚，回声减低，显示增厚的腱鞘内可见丰富的血流信号（图2-25，图2-26）。

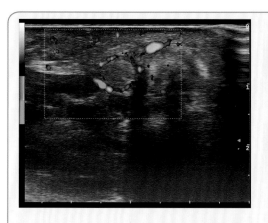
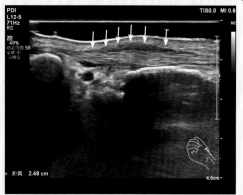

图2-24 腱鞘增厚、血供丰富

拇长展肌腱和拇短伸肌腱腱鞘增厚（箭头）

图2-25 腱鞘增厚

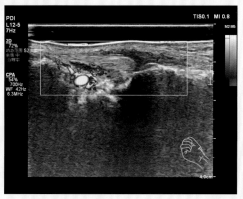

图2-26 拇长展肌腱和拇短伸肌腱腱鞘增厚，腱鞘内血供丰富

（二）腱鞘囊肿

腱鞘囊肿是关节附近的一种囊性包块，其形成原因多为慢性损伤导致滑膜腔内液体增多，或结缔组织黏液退行性变。由于超声医师每天手持探头，会不可避免地导致手腕部关节慢性劳损，因此囊肿多见于手腕部。

临床表现：手腕部出现一缓慢长大的包块，小时无症状，长大到一定程度时有酸胀感。

声像图表现：囊肿位于关节囊和肌腱旁，大都不与关节相通。①新发囊肿：呈圆形、卵圆形或分叶状，无回声，单房或多房（内有分隔），边界清，壁滑，加压不变形（图2-27）；②陈旧囊肿：内含点状或斑块状高回声，间隔较厚。

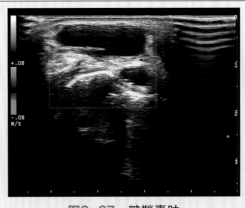

图2-27　腱鞘囊肿

超声引导下穿刺抽液治疗腱鞘囊肿几乎不能成功，因为腱鞘囊肿的囊液通常是胶冻状，一般的负压无法抽吸出。超声引导下利用粗针对囊壁进行多点刺破＋切割，随后再用加压的方式治疗腱鞘囊肿，过程顺利，成功率极高，且无须太大的挤压力量就可以将囊液挤出，患者易于耐受[3]（图2-28，图2-29）。

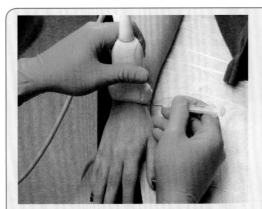

手腕部腱鞘囊肿超声引导下粗针切割

图2-28　超声引导下粗针切割示意

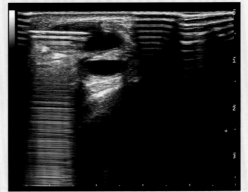

手腕部腱鞘囊肿超声引导下粗针切割

图2-29　超声引导下粗针切割

五、周围神经卡压综合征

外周神经在其走行中，经过某些骨－纤维管道或跨越腱膜、穿过筋膜处时，活动空间均会受到限制。当上述骨－纤维管道、腱膜、筋膜由于各种原因狭窄、增生、肥厚、粘连时，均可导致该处的神经被挤压，从而使神经传导功能障碍，称之为神经卡压综合征。

（一）腕管综合征

腕管综合征是指正中神经在腕管内受压而表现出的一组症状和体征。腕管由腕骨构成底和两侧壁，其浅方为腕横韧带覆盖的骨－纤维管道。腕管内有拇长屈肌腱、2～4指的指浅及指深屈肌腱、正中神经通过。正中神经走行于肌腱浅方、腕横韧带深方。此腔隙内容物增多,体积增大,或外源性压迫均可导致正中神经受压,从而引起相应症状。

临床表现:多见于中年女性,可单侧发病也可以双侧发病。双侧的发病率可高达30%以上。患者可感到桡侧3个手指端麻木或疼痛,持物无力,以中指为著。夜间或清晨症状最重。由于正中神经支配除拇内收肌以外的大鱼际诸肌,第一、二蚓状肌,以及桡侧3个半手掌、指皮肤感觉,故在其受压损伤后,患者手部大鱼际萎缩,拇指对掌无力,典型者呈"猿手"。

正常腕管结构扫查:将探头置于手腕部横纹处[4](图2-30),显示正常的腕管结构(图2-31),正中神经在腕管内位置表浅,紧贴于腕横韧带深方。正常的正中神经连续性好,走行自然。

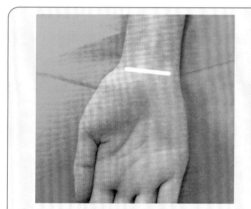

探头位置(白线)

图2-30 腕管探查

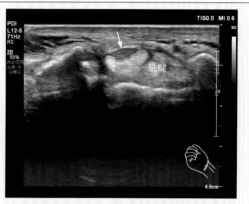

正中神经(白箭头),腕横韧带(蓝箭头)

图2-31 腕管声像图表现

腕管综合征的超声表现如下。

主观标准

• 神经受压变扁,尤其是在钩骨水平。

• 腕横韧带向掌侧凸起。

• 正中神经进入腕管前增粗。

• 肌腱周围积液或脂肪增多。

• 在屈伸手指或手腕时,正中神经活动性减小。

客观标准

• 在豌豆骨水平,正中神经的平均横截面积＞10 mm²(图2-32,图2-33)。

• 在钩骨水平,神经的压扁率(横径:纵径)＞4:1。

• 腕横韧带的掌侧膨出＞3.1 mm。

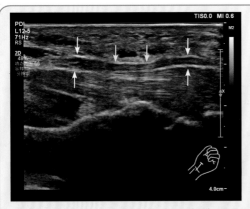 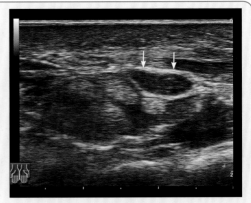

腕横韧带卡压（黄箭头），正中神经水肿（白箭头）	正中神经增粗横断面（箭头）
图2-32　腕横韧带卡压	**图2-33　正中神经增粗横断面**

（二）肘管综合征

肘管综合征是指尺神经在肘部尺神经沟内的一种慢性损伤。肘管是位于肘后部内侧的一骨－纤维管道，由肱骨内上髁和尺骨鹰嘴两骨突构成其底部，尺侧副韧带、尺侧腕屈肌筋膜和弓状韧带共同形成其顶部。

临床表现：患者手背尺侧、小鱼际肌、小指及环指尺侧伴感觉异常，通常为麻木或刺痛。随后患者可出现小指对掌无力及手指收、展不灵活。体格检查可见手部小鱼际肌、骨间肌萎缩，环、小指呈爪状畸形。

超声检查可以显示肘管内尺神经受压变细窄，以及肘管以上和肘管以下的尺神经水肿增粗、回声降低的现象[2]（图2-34）。同时超声检查还可以显示肘管内有无囊肿、包块或其他结构对尺神经造成压迫。

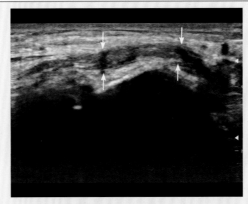

尺神经增粗（箭头）

图2-34　肘管处尺神经卡压后肘管上、下尺神经增粗

　　绝大部分的肘管综合征患者在行超声引导下神经阻滞后，症状能够得到缓解，严重者需要通过手术进行松解。对于囊肿造成的压迫，可以行超声引导下穿刺抽液治疗。

　　总之，尽管超声医师可以利用手中方便的超声仪器，对自身职业损伤给予快速、便捷的诊断和精准治疗，但在日常工作中，也需要注意提升对职业病的认知和防护意识，提升医师自我健康管理的能力。平时应该主动学习职业病的防治知识，主动加强对职业病的防治技能，将职业病可能对自身造成的损伤降到最低。

参考文献

[1] FLTEN D L，JOZEFOWICZ R F. 奈特人体神经解剖彩色图谱 . 崔益群，译 . 北京：人民卫生出版社，2006.

[2] JACOBSON J A. 肌骨超声必读（第 2 版）. 王月香，译 . 北京：科学出版社，2017.

[3] MALANGA G，MAUTNER K. 超声引导下肌骨介入治疗 . 卢漫，崔立刚，郑元义，译 . 北京：科学出版社，2017.

[4] 吕海霞 . 秒懂超声：肌骨超声快速入门 . 北京：中国人口出版社，2021.

（江　凌　徐明民　潘海洋）

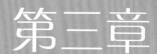

第三章

整体思路下肌骨超声介入在
超声医师职业相关疾病中的应用

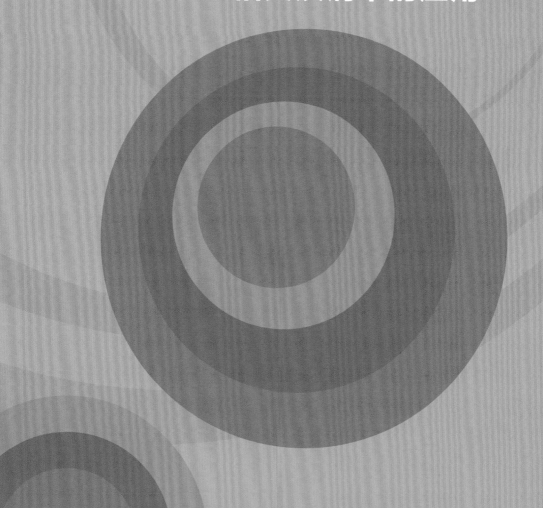

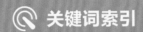

关键词索引

整体思路；肌骨超声；超声医师；相关职业疾病；腱鞘炎；腕管综合征；激痛点；可视化针刀；冈上肌；钙化性肌腱炎；网球肘；手指伸腱滑脱；梨状肌综合征

　　随着超声技术的发展，国内外临床专业医师越来越多地接受超声作为重要的诊疗手段。因为在超声引导下治疗更加精准、可靠，提高疗效的同时减少了副损伤[1-3]。介入性超声在四肢肌肉骨关节病变的临床应用中已显示出其重要的应用价值[1-6]。

　　尽管超声在肌骨疾病诊疗过程中取得了良好的临床效果，但还是有很多的瓶颈需要面对和解决。最重要的问题在于施术者更多的是重视局部结构的诊断与处理。这些结构的改变往往并不是产生临床症状的真正原因，而是结果。因此疗效不确切，见效快，复发率高，不能从根本上治愈疾病。有的甚至南辕北辙，出现误诊误治。整体思路下肌骨超声是开展可视化超声诊疗的基础[7-8]。需要临床整体评估，包括形体、呼吸模式和筋膜链评估，并做到结构与功能相结合。功能紊乱是导致局部结构改变和疼痛的真正原因。然而，引起功能改变的又是什么原因呢？骨骼肌内的激痛点被激活，肌肉张力发生变化，不正常的生物力学可导致止点结构的损伤，出现临床症状。因此结构和功能同样重要，一个是标，一个是本，结构与功能相结合才能做到标本兼治。此外，还应注意局部与整体相结合，对于很多慢性疼痛患者，长期的肌肉功能失衡会影响到交感神经，出现交感神经症状。单纯处理局部效果不佳，应在考虑局部的同时应用临床思路对整体进行分析，这样才能做到客观准确，达到治疗目的。需将临床与影像学相结合，在超声可视化应用中，更多的是注重于引导下治疗，从而忽视了其在诊断和治疗后评估的作用。其作为影像学检查手段，尽管有很多的优势，但仍需用临床思路去诊断评估，而临床的一些诊断也需要超声检查去客观评估和证实，只有相互结合才能做到优势互补，才能减少漏诊误治，达到标本兼治，才会解决更多的临床问题，真正实现一站式超声可视化诊疗模式。

第一节

桡骨茎突狭窄性腱鞘炎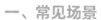

一、常见场景

场景一

诊室中来了一位老大姐，60多岁，是一名退休的超声医师。

"医生，我左手腕一往上使劲就疼，连带整个手臂都不好受，快给我看看。"

"您平时是做什么工作的？"

"我退休了，在一家体检中心做超声，我是左撇子，这时间一长就开始左手腕疼，现在都不敢提重物了。"

场景二

"王主任，我右手腕一摸就疼，现在手腕这摸着还有个小疙瘩。"

"我昨天值门诊班，半天做了100多个胸腹部的彩超，快给我看看，探头都拿不住了。"

场景三

"主任，我在骨科都看了好几遍了，因为手腕疼诊断的腱鞘炎，药也吃了，理疗也做了，这也不见好啊，您看有啥好方法吗？这也不是啥大病，咋还这么不好治呢？"

二、"桡骨茎突狭窄性腱鞘炎"你了解吗？

桡骨茎突狭窄性腱鞘炎是腕部最常见的腱鞘炎，是门诊常见的疼痛疾病之一。患者多为中年以上，女性多于男性（约6：1），常发生于进行强有力抓握并向尺侧偏斜或反复使用拇指的患者，如高尔夫、网球运动或钓鱼爱好者。同时，更好发于家庭妇女、哺乳期妇女及看护婴儿的妇女。

该病是由于拇指或腕部活动频繁，使拇短伸肌和拇长展肌腱在桡骨茎突部腱鞘内长期相互反复摩擦，导致该处肌腱与腱鞘产生无菌性炎症反应，局部出现渗出、水肿和纤维化，鞘管壁变厚，肌腱局部变粗，造成肌腱在腱鞘内滑动受阻，从而引起疼痛、活动受限的临床症状。

桡骨茎突狭窄性腱鞘炎起病缓慢，逐渐加重，疼痛部位为桡骨茎突，严重时可放射到手指和前臂，活动腕及拇指时疼痛加重，不能提重物。查体时可见桡骨茎突处肿胀，有压痛及摩擦感，有时，在桡骨茎突处有轻微隆起的豌豆大小的结节。肱桡肌肌腹、旋前方肌有明显压痛点。Finkelstein征阳性：把拇指紧握在其他四指内，并向腕的内侧（尺侧）做屈腕活动（握拳尺偏试验），桡骨茎突处出现剧烈疼痛（图3-1-1）。

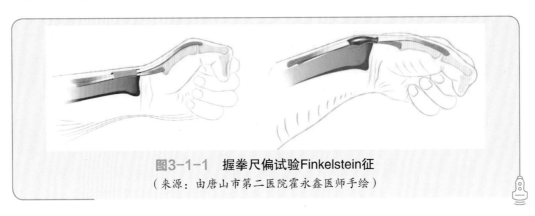

图3-1-1　握拳尺偏试验Finkelstein征
（来源：由唐山市第二医院霍永鑫医师手绘）

三、如何确诊?

高频超声是目前分辨率最高的影像学检查手段[9]。超声可以显示 1 mm 以下的微细结构和病变。因此,高频超声是诊断该疾病的首选,其他检查意义不大。检查过程中使用高频线阵探头,且将深度调节在 < 3 cm。正常桡骨茎突腱鞘超声:短轴显示鞘管内有两条肌腱,靠外侧较粗的为拇长展肌腱,内侧为拇短屈肌腱,桡骨茎突腱鞘包裹肌腱,回声均匀;长轴显示肌腱在鞘管内走行顺畅,无压迫,无积液(图 3-1-2)。桡骨茎突狭窄性腱鞘炎患者超声图像可见桡骨茎突腱鞘增厚,鞘内有积液,回声减低,有时拇长展肌腱和拇短伸肌腱增粗,彩色多普勒血流成像显示有血流(图 3-1-3)。

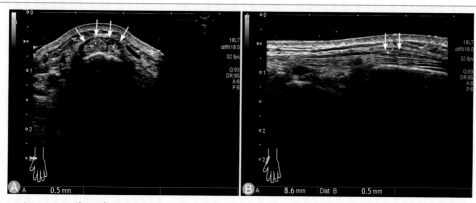

A.短轴显示鞘管内有两条肌腱,位于外侧较粗的为拇长展肌腱,位于内侧的为拇短伸肌腱,桡骨茎突腱鞘包裹肌腱,回声均匀(箭头);B.长轴显示肌腱在鞘管内走行顺畅,无压迫,无积液(箭头)

图3-1-2 正常超声图像

A.短轴显示桡骨茎突腱鞘增厚,鞘内有积液,回声减低,彩色多普勒血流成像显示有血流;B.长轴显示桡骨茎突腱鞘增厚,鞘管内肌腱受压变形

图3-1-3 桡骨茎突狭窄性腱鞘炎超声图像

四、如果确诊该怎么治疗?

桡骨茎突狭窄性腱鞘炎早期可以进行休息、减少手腕活动、腕托保护、外涂

红花油等活血消肿药物、外敷膏药、冷敷、抗感染和理疗等治疗，对于活动受限的局部有肿胀的腱鞘炎，采取封闭治疗或针灸治疗，封闭一般使用泼尼松龙、曲安奈德和利多卡因，1周1次，3次为1个疗程。效果不佳者可先行鞘内液压松解，超声引导能确保进针准确，避免将药物注射到肌腱内部，并在炎症最明显处注射治疗。经过鞘内注射仍无效者，可采用针刀治疗，包括鞘内液压松解治疗、针刀剥离松解、针刀切割松解、激痛点灭活等（图3-1-4）。其中激痛点灭活是不可缺少的步骤，主要针对引起腱鞘狭窄的肌肉张力进行调整，是整体治疗的一部分。主要处理肱桡肌、拇短伸肌和拇长展肌。

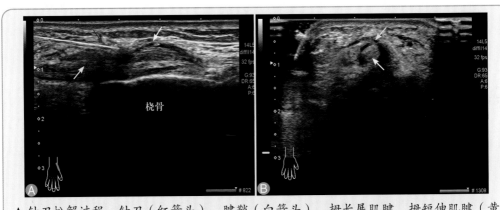

A.针刀松解过程，针刀（红箭头），腱鞘（白箭头），拇长展肌腱、拇短伸肌腱（黄箭头）；B.针刀松解后图像，腱鞘切割裂隙（黄箭头），肌腱（白箭头）

图3-1-4　针刀松解桡骨茎突狭窄性腱鞘炎

但需注意，经过封闭手术治疗后，如果重复以往的动作，容易引起复发。所以，在治疗完成后，要避免习惯性动作，用其他的动作替换导致腱鞘炎发生的动作。

第二节
腕管综合征

一、典型病例

病例一

患者女性，40岁，某医院超声科主任医师，自述右手麻木、疼痛14小时逐渐加重。14小时前患者应用肌骨超声介入治疗了各类软组织疼痛疾病患者20例，治疗完成后感到右手（右利手）酸胀，当时并未引起注意，回家后自感右手麻木、疼痛，主要集中在拇指、示指、中指，夜间疼痛尤为显著。查体：右侧腕部压痛，右手拇指、示指、中指掌侧、环指桡侧伴皮肤感觉迟钝，拇指对掌功能减退，屈指浅肌肌力略有减退，屈腕后右手拇指、示指、中指疼痛加重。经超声检查后诊断为右腕管综合征。并于超声引导下行液压扩张治疗，患手疼痛、麻木症状迅速缓解。

病例二

患者女性，51岁，镇中心医院超声医师，主诉左手拇指、示指、中指、环指疼痛2月余。患者于2个月前，在每次超声体检工作后感觉左手拇指、示指、中指、环指胀痛，开始未重视，后疼痛逐渐加重，夜间睡着后可被疼醒，用力甩手可减轻。经患肢制动、口服消炎止痛药物对症治疗后不见好转。查体：左手拇指、示指、中指掌侧、环指桡侧皮肤感觉减弱，拇外展、屈曲和对掌肌力减弱，屈腕试验和神经叩击试验（Tinel 征）阳性。经超声检查符合左腕管综合征表现并确立诊断。在经超声引导下行液压扩张并针刀松解治疗一次后患手疼痛、麻木症状迅速缓解。

二、"腕管综合征"你了解吗？

腕管综合征是周围神经卡压综合征中最为常见的一种，最早由 Paget 于 1853 年首先描述此病。腕管综合征又称正中神经卡压综合征，多见于一些特殊职业（如超声医师），其腕部活动多，易造成劳损，引起腕管狭窄，产生临床症状。保守治疗无效时多采用开放手术，切开腕横韧带，但是创伤大，手术后还会出现一些并发症。超声可视化针刀治疗创伤小，疗效好，并发症少。

三、在了解腕管综合征之前，我们先看看什么是腕管

腕管位于腕横韧带深面，是由腕骨沟和腕横韧带共同组成的骨性纤维性隧道，宽约 2.5 cm。腕管与腕骨桡侧、尺侧、背侧及掌侧腕横韧带相邻，腕管内包括正中神经、4 条指浅屈肌、4 条指深屈肌和拇长屈肌。正中神经位于屈肌腱表面，通常位于桡侧的腕屈肌腱和尺侧的掌长肌之间，位置更表浅。在腕管内有两个滑囊，桡侧滑囊包绕拇长屈肌，尺侧滑囊包绕指浅屈肌和指深屈肌腱（图 3-2-1）。大鱼际肌、小鱼际肌起于腕横韧带，掌长肌也有很多的纤维止于腕横韧带表面，尺侧腕屈肌、桡侧腕屈肌也与腕横韧带相关联。

腕横韧带厚而坚韧，弹性差。腕管的壁相对较坚韧不易扩张，当腕部反复被刺激特别是进行一些腕背伸、半握拳动作（如超声医师长期手持探头、电脑操作者长期手握鼠标时的动作）时，可造成腕屈肌、掌长肌、大小鱼际肌紧张，长期紧张会激活激痛点，引起肌肉的张力变化，反复牵拉腕横韧带，可造成韧带炎症、充血、增厚，缺血会引起腕管狭窄，腕管内的压力逐渐增大时可使正中神经受压，出现手部感觉异常和疼痛。在一些情况下可导致正中神经支配的手部肌肉麻痹。临床上也称之为"鼠标手"（图 3-2-2）。

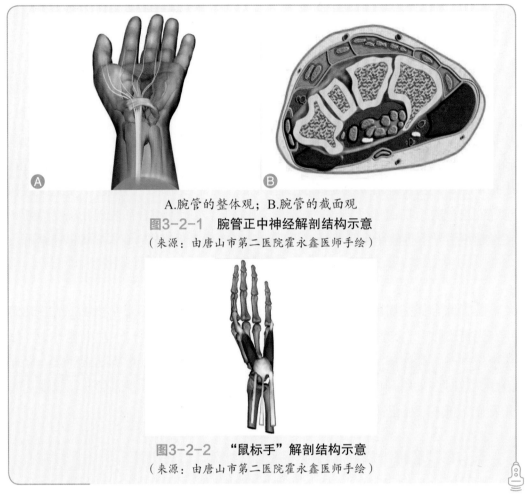

A.腕管的整体观；B.腕管的截面观

图3-2-1　腕管正中神经解剖结构示意

（来源：由唐山市第二医院霍永鑫医师手绘）

图3-2-2　"鼠标手"解剖结构示意

（来源：由唐山市第二医院霍永鑫医师手绘）

四、腕管综合征都有哪些表现？

腕管综合征好发年龄为 30 ~ 50 岁，女性为男性的 5 倍。主要表现为正中神经受压，拇指、示指、中指和环指一半麻木、刺痛或"烧灼样"痛（图 3-2-3），白天劳动后夜间加剧，甚至睡眠中痛醒；局部性疼痛常放射到肘部及肩部；拇指外展肌力差，偶有端物、提物时突然失手。检查：压迫或叩击腕横韧带、背伸腕关节时疼痛加重；病程长者，可有大鱼际肌萎缩，对掌功能受限。叩击腕部掌侧正中，造成正中神经支配区的麻木、疼痛，即 Tinel 征阳性。部分患者手腕关节极度屈曲60 秒后手指感觉异常加重，即 Phalen 试验阳性。根据临床症状可分为 3 期。早期：患者常常会在夜间觉醒，伴有手部的麻木、疼痛，疼痛严重者可有从腕部到肩部的放射痛和持续性手指的麻木、针刺感；中期：患者长时间维持某种姿势或从事反复手腕部活动可出现手指的麻木、刺痛感，会出现持物不稳等运动功能障碍；晚期：此期的患者可出现鱼际肌萎缩，感觉异常可消失，大鱼际肌、小鱼际肌、桡侧腕屈肌、尺侧腕屈肌、掌长肌、旋前圆肌、肩胛下肌、前斜角肌可出现激痛点。

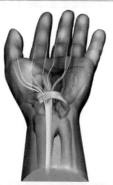

图3-2-3 腕管综合征正中神经受压感觉异常分布解剖结构示意

（来源：由唐山市第二医院霍永鑫医师手绘）

五、哪些辅助检查可以帮助我们做出精准的诊断呢？

X线检查可排除正中神经钙化疾病和腕部骨肿瘤。电生理技术包括肌电图和神经传导，对确诊腕管内正中神经病变具有高度敏感性。超声对腕管综合征的诊断有重要的临床意义[1-2]。

正常腕管超声图像：短轴可见正中神经位于腕横韧带下，屈指肌腱浅方，回声比肌腱低，成像为椭圆形；长轴可见正中神经走行顺畅，无压迫（图 3-2-4）。出现腕管综合征后超声影像学表现：腕横韧带增厚压迫正中神经，神经纵切面观可进一步显示近端肿胀及压迫处的"凹槽征"。正中神经在腕管远端变细，在腕管近端肿胀增粗，正中神经面积 > 0.1 cm^2（图 3-2-5）。超声可用于评估引起正中神经病变的诱发因素，如关节炎性狭窄、腱鞘炎、肿块、术后瘢痕及屈指肌肌腹过低、蚓状肌肌腹过高（图 3-2-6）。应注意解剖变异的存在，如正中神经分叉、永存正中动脉、尺侧位的掌皮支（图 3-2-7）。还可以观察附着在腕横韧带的肌肉改变。

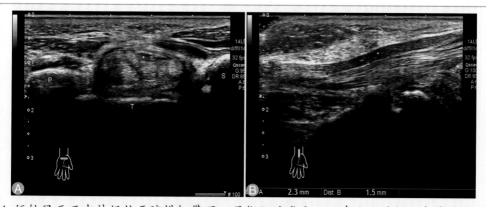

A.短轴显示正中神经位于腕横韧带下，屈指肌腱浅方，回声比肌腱低，成像为椭圆形；B.长轴显示正中神经走行顺畅，无压迫

图3-2-4 正常腕管

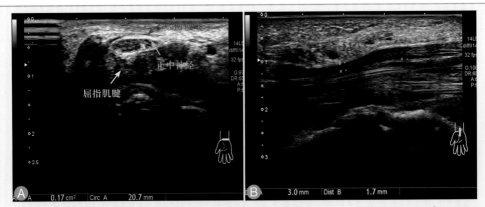

A.短轴显示屈肌支持带增厚压迫正中神经变扁，指数＞4∶1，面积＞0.1 cm²；B.长轴显示神经在腕横韧带下受压变细，在腕管近端肿胀增粗

图3-2-5　腕管综合征表现

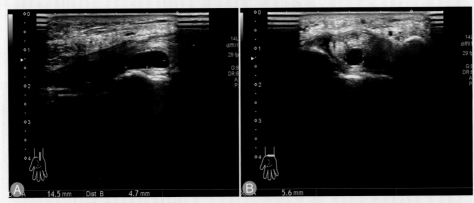

A.长轴显示腕管内滑膜囊肿，正中神经受压；B.短轴显示囊肿位置

图3-2-6　腕管内滑膜囊肿

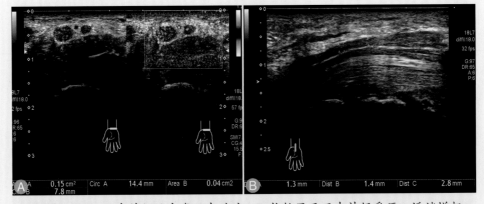

A.短轴显示双正中神经及永存正中动脉；B.长轴显示正中神经受压，近端增粗

图3-2-7　正中神经分叉、永存正中动脉

六、注意啦，这里有创新性的整体治疗思路！

早期：采用腕管内液压松解＋相关肌肉的激痛点灭活；中期：液压松解＋富

血小板血浆注射治疗＋激痛点灭活；晚期：保守治疗无效、有手术指征者采用超声引导下小针刀切割松解增厚韧带＋激痛点灭活。整个过程完全在超声监视下进行操作。治疗后做相关肌肉的拉伸训练。

（一）液压松解治疗

患者采取坐位或仰卧位，患手置于软枕上，掌心朝上，腕关节尽量背伸，定点于距离腕横韧带近端 2～3 cm 处，一般选用 10 MHz 超声探头，穿刺区域常规消毒，探头涂抹耦合剂后装入无菌手套，并用碘伏消毒或使用无菌耦合剂。将探头置于患者皮肤表面，首先仔细观察腕管内部结构，确定腕横韧带的部位，用一次性 5 mL 注射器抽吸 0.5% 利多卡因 4 mL+ 地塞米松 2.5 mg，从腕管近端穿刺，沿正中神经表面纵轴方向，确定针尖在腕管内，且没有穿刺到神经，明确后推注药物进行松解，转换探头成短轴位，再进行短轴松解（图 3-2-8），注射完毕后拔出针头，局部压迫 2 分钟，创可贴覆盖。

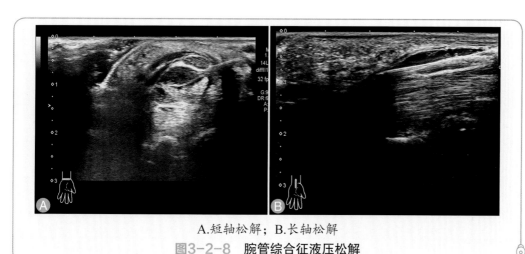

A. 短轴松解；B. 长轴松解

图 3-2-8　腕管综合征液压松解

（二）针刀切割松解

针刀切割松解适合晚期患者。患者采取坐位或仰卧位，患手置于软枕上，掌心朝上，腕关节尽量背伸，定点于距离腕横韧带近端 2～3 cm 处（图 3-2-9），一般选用 10 MHz 超声探头，穿刺区域常规消毒，探头涂抹耦合剂后装入无菌手套，并用碘伏消毒或使用无菌耦合剂。将探头置于患者皮肤表面，首先仔细观察腕管内部结构，确定腕横韧带的部位，用一次性 5 mL 注射器抽吸 1% 利多卡因 4 mL，从腕管近端穿刺，沿正中神经表面纵轴方向，调整穿刺针与探头角度，确定针尖在腕管内，且没有穿刺到神经，明确后推注药物进行麻醉，应用直径为 1 mm 的Ⅰ型 2 号针刀沿穿刺点和路线进行穿刺（图 3-2-10），超声直视下切割腕横韧带，彻底切开后，观察神经松解情况，可见神经压迫解除（图3-2-11），治疗结束，局部压迫5分钟，创可贴局部覆盖。一般在治疗后，患者拇指、示指、中指和环指一半麻木、刺痛或"烧灼样"痛的症状减弱或消失，Tinel征和Phalen试验阴性。超声显示正中神经卡压松解，无压迫（图3-2-12）。

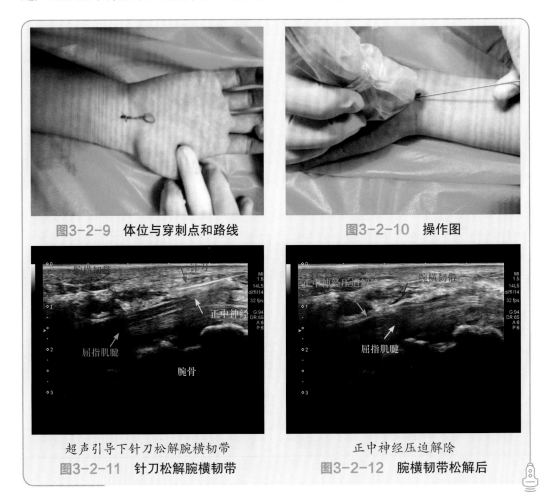

图3-2-9　体位与穿刺点和路线　　图3-2-10　操作图

超声引导下针刀松解腕横韧带　　正中神经压迫解除
图3-2-11　针刀松解腕横韧带　　图3-2-12　腕横韧带松解后

（三）激痛点灭活

　　激痛点灭活是指在相关肌肉的查体过程中找到激痛点时，对活化激痛点进行灭活。以掌长肌激痛点灭活为例，体位及治疗准备与针刀松解相同。将探头置于掌长肌肌腹激痛点位置的皮肤表面，应用0.4 mm的刃针（干针）或用一次性5 mL注射器抽吸1%利多卡因1 mL（湿针），平面内进针，在肌腹进行提插，出现酸胀感或肌肉抽搐2~3次后，可将刃针拔出（图3-2-13），若为湿针，则在注射0.5 mL药物后出针。治疗结束后，局部压迫1分钟。

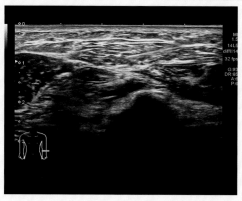

图3-2-13　干针在掌长肌内进行提插，灭活激痛点

（四）拉伸训练

骨骼肌疼痛与肌梭敏感性增强显著相关，静态拉伸可以降低肌梭敏感性，从而在一定程度上缓解肌肉酸痛。激痛点灭活后进行肌肉拉伸，可以降低复发率，提高治疗效果。以掌长肌拉伸为例介绍拉伸方法。掌长肌拉伸时应用患者的健手2~4指掌侧托住患侧2~4指掌侧，缓慢用力使患侧手腕逐渐背伸，到达最大背伸角度后停留10秒，随后放松回到原位（图3-2-14），重复动作10次。10次为1组，每次做5组，每天做3次，连续做5~7天。

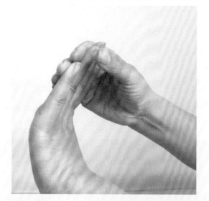

图3-2-14　掌长肌静态拉伸训练

七、日常预防护理要点

腕管综合征的发生多因手腕部活动或负荷过度引起，我们日常生活工作中应做好如下防护。

1. 在持续劳作时，要适当间断休息，避免长期腕部刺激导致正中神经持续受压，适当的放松有利于避免腕管综合征的发生。

2. 养成良好的办公姿势尤其是手腕使用的姿势要正确，一定要放松手腕，避免腕部承受持续压力，做好劳逸结合。

3. 腕管综合征越早发现，治疗效果越好，超声检查有独特的优势，一旦有临床症状可以首选超声检查，避免耽误病情。

第三节
钙化性冈上肌腱炎

一、常见病例

病例一

患者中年女性，工作以右上肢动作为主，持续 18 年。患者来院 2 周前自觉右肩疼痛，口服止痛药可以缓解，近 10 天搬运物品时，突然疼痛加剧，夜间不能入睡，外展、上举动作受限。查体：右侧肩部大结节处压痛，对抗阻力加剧。前屈 15°，后伸 20°，外展 30°，外旋 10°。X 线检查显示肩峰下肱骨大结节处有一不规则钙化块（图 3-3-1）。CT 平扫显示肱骨头大结节处附近有一钙化（图 3-3-2），超声显示冈上肌腱内部有一强回声团块，后方有不同程度的声衰减，周围肌腱增厚，内部回声不均匀，超声探头加压后，钙化部分可以随之活动（图 3-3-3）。临床诊断：钙化性冈上肌腱炎。

经保守治疗后效果欠佳，经超声定位下钙化病灶穿刺减压抽吸治疗 2 次后症状消失，肩关节功能恢复正常。超声显示原有强回声团块消失，仍可见散在强回声，肌腱周围回声稍低（图 3-3-4）。治疗后 4 个月 X 线检查显示钙化灶消失（图 3-3-5），而超声检查显示肌腱内仍有散在点状强回声影，肌腱周围正常（图 3-3-6）。

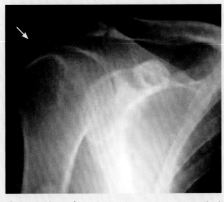

右肩关节大结节处有一钙化块，形状不规则（箭头）

图3-3-1　治疗前X线检查

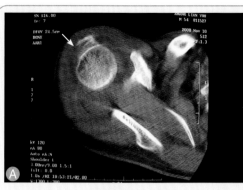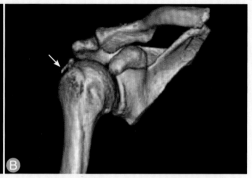

A.CT平扫显示右肩关节大结节处有一钙化块，肱骨头无破坏，局部无缺损，钙化块与肱骨头间有间隙（箭头）；B.CT三维重建显示冈上肌止点处钙化灶（箭头）

图3-3-2　CT平扫及CT三维重建

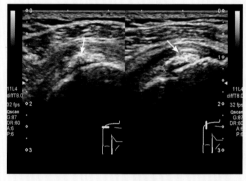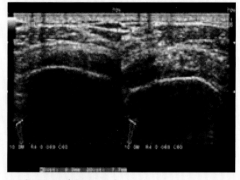

超声显示冈上肌腱内部有一强回声团块（箭头），后方有不同程度的声衰减，周围肌腱增厚，内部回声不均匀，超声探头加压钙化部分可以随之活动

图3-3-3　治疗前超声

超声显示原有强回声团块消失，但肌腱内仍有散在强回声声影，周围肌腱回声低

图3-3-4　治疗后2个月超声

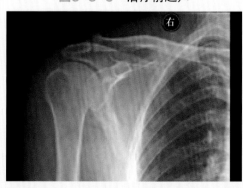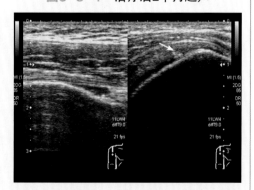

原有钙化灶消失

图3-3-5　治疗后4个月X线检查

临床症状消失，超声显示肌腱内仍有散在点状强回声，但周围肌腱正常，吸收钙化灶（箭头）

图3-3-6　治疗后4个月超声

病例二

同样为右肩冈上肌钙化的患者，其X线检查提示肩部见钙化病灶（图3-3-7），

经常规治疗后右肩仍疼痛剧烈，不能活动，在服用消炎镇痛药的情况下仍然影响夜间休息。在超声定位下穿刺钙化病灶行减压抽吸，抽出了不少类似牙膏样的钙化物（图3-3-8）。5天后对患者进行随访，患者对于治疗效果满意，症状明显减轻。复查X线提示病灶的浓度已经明显降低（图3-3-9）。

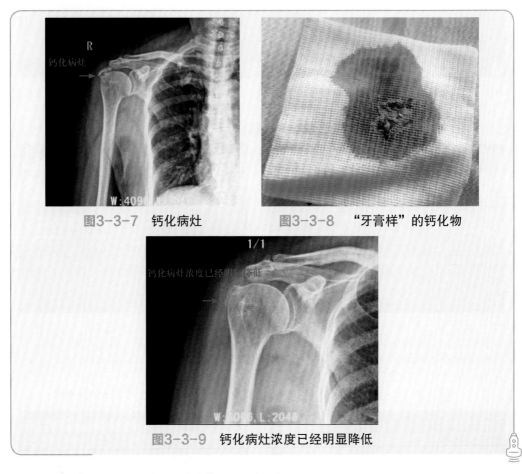

图3-3-7　钙化病灶　　　　　　　图3-3-8　"牙膏样"的钙化物

图3-3-9　钙化病灶浓度已经明显降低

二、"钙化性冈上肌腱炎"你了解吗？

肩袖钙化性肌腱炎（calcific tendinitis of the rotator cuff）是引起肩关节疼痛的常见原因之一，绝大部分累及冈上肌腱。冈上肌起始于肩胛骨冈上窝，通过肩峰下经肩盂上方及肱骨头上面附着于肱骨大结节近侧。冈上肌是肩袖的重要组成部分，在上臂外展、上举的起始运动及稳定盂肱关节方面均起到重要作用。解剖学上，冈上肌在大结节止点近侧 1 cm 范围是肌腱的乏血管区，血液供应最差，受到应力作用影响最大（图3-3-10），被认为是造成冈上肌腱变性甚至撕裂的主要解剖学原因。冈上肌腱是肩袖肌群中退变发生最早，肌纤维断裂发生率最高的肌肉。长期的各种原因造成的肌腱磨损、退变及钙质代谢失常还可能引起一种病因不明的疾病——钙化性肌腱炎[3]，主要表现为关节周围的羟基磷灰石晶体沉积。

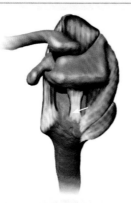

钙化性冈上肌腱炎好发部位（箭头）
图3-3-10　钙化性冈上肌腱炎解剖结构示意
（来源：由唐山市第二医院霍永鑫医师手绘）

肩袖钙化性肌腱炎有一个特定的病理过程，一般可以分为钙化前期、钙化期、钙化后期。临床表现为肩关节局部疼痛、肿胀和压痛，关节活动受限，部分患者平时无症状，轻微外伤或者劳累后可诱发。

三、如何确诊？

钙化性冈上肌腱炎是一种常见但又容易被忽视的肩关节疾病。临床上患者肩部疼痛剧烈，活动受限，严重影响日常生活。好发于中青年及以上体力劳动者、家庭主妇、运动员，一般起病缓慢，常因轻微的外伤史或受凉史，或单一姿势工作、劳动而诱发本病。急性期或慢性肩痛急性发作者，肩部有剧烈的疼痛，肩部活动、用力、受寒时尤其加重。疼痛部位一般在肩外侧、大结节处，并可放射到三角肌止点或手指处。肩关节活动受限及压痛明显。当肩关节外展至60°～120°时，可引起明显疼痛而致活动受限，发展至急性期可在大结节处有明显压痛。

X线检查偶见冈上肌腱钙化，骨质疏松，为组织变性后的一种晚期变化。

超声是一种无创检测，更是经济简易的检测手段，应用超声检查能够明确钙化性冈上肌腱炎的诊断，并能够确定病变时期，为临床诊断和选择治疗方案提供信息，同时也能够在超声引导下进行介入捣碎治疗[10-12]。超声高频探头还能够多方位、多切面、实时动态观察钙化部位及其与周围组织的关系，能够为临床医师的诊断和治疗方法的选择提供可靠的依据。

四、如果确诊该怎么治疗？

（一）保守治疗

对于早期、症状轻患者应首选保守治疗，治疗方法包括休息、制动、局部热疗、红外线治疗；也可应用抗炎镇痛药缓解疼痛，如吲哚美辛（每次 25 mg，每日 3～4 次）、肠溶阿司匹林（每次 0.3～0.9 g，每日 3 次）；也可进行手法治疗及按摩治疗。在控制疼痛的基础上进行积极的功能锻炼，主要是肩关节的上举和后伸锻炼，避免关节周围组织的粘连，防止继发的冻结肩（肩关节周围炎）。

（二）穿刺减压治疗

根据疼痛的原因，保守治疗无效时可对沉着部位进行闭合穿刺或加压抽吸，以及局部注射类固醇药物治疗的方法[3]。建议在超声定位下完成此操作，否则穿刺部位不够准确，会引起穿刺失败。

（三）切开手术治疗

对于有症状的顽固性钙化性冈上肌腱炎患者，保守治疗效果不明显。传统手术方法采用局部切开行病灶清除的方法进行治疗，结果显示对疼痛的缓解优于保守治疗，并且可缩短疼痛时间，降低继发肩袖损伤的风险[13]，但开放手术仍不能避免造成较大的不必要的创伤，也不利于患者的康复。近年来这种方式已被淘汰。

（四）减压抽吸治疗

在超声监测下反复在病灶内穿刺，直至超声显示原有强回声团块分散，一般持续时间为 8～10 分钟。用装有 5～10 mL 生理盐水的 20 mL 或 50 mL 注射器开始反复抽吸，可以抽吸出混浊糊状物，重复 2～3 次，直至抽吸物为清晰液体时停止，超声扫描可见原有强回声影减少。为减少炎症反应引起的疼痛，在三角肌下滑囊内注射 1% 利多卡因 4 mL + 曲安奈德 20 mg，穿刺点应用创可贴覆盖，整个过程 15～20 分钟。这种治疗方法避免了全麻下关节镜清理。当然，在采取穿刺减压抽吸的方法 3 个月后，对于治疗效果不满意的部分患者还是要行关节镜下彻底清理。

（五）关节镜治疗

近年来，随着关节镜技术的日趋成熟，在微创条件下行钙化性冈上肌腱炎钙化病灶清除手术的方法已开始引起人们的重视。其优点在于微小的有限创伤、放大的直视探查及手术操作、病灶清除彻底、术后恢复快等；缺点在于需要全身麻醉、住院治疗，手术费用较高。

五、日常预防护理要点

1. 让肌肉休息或更换运动项目。如果因工作的关系而发生肌腱炎，应注意休息，以免疼痛持续，假若肌腱炎是由运动引发的，可以更换另一种运动。

2. 做好防护，运动时可戴护肩，即使仅提供些许支持及保暖，对运动期间及运动过后也有帮助。

3. 对于已经确诊为该疾病的患者可以直接使用肌腱膏，可制订长期治疗计划，包括持续肌力训练、肌肉再教育。

4. 对于长时间应用计算机的人群，注意日常工作姿势。

（1）键盘：打字时手肘注意维持 90°，肩部自然放松下垂，靠在扶手上；手腕应靠在手腕休息板或其他支持上，以避免肩部酸痛及手腕肌腱炎。

（2）鼠标：鼠标应放在与放置键盘的桌面同一高度，并尽量靠近身体；移动鼠标时，应利用上臂肌肉，通过移动前臂来移动鼠标，而不是只用手腕力量，以避免手腕肌腱炎；最好装置手肘支持架。

（3）注意休息：每小时应休息 5~10 分钟，做一些简单的办公室伸展操，以避免因长期持续的肌肉收缩造成肌肉疲劳疼痛或引发肌腱炎。

5. 注意日常饮食营养。在饮食上应该多补充 B 族维生素，多吃些胡萝卜和动物肝脏等。

第四节

肱骨外上髁炎

一、常见病例

病例一

"主任，我右边肘关节疼，从前几天开始，我一给患者做检查就肘外面疼，下班休息之后就好了，也没当回事，可是后来越来越重，现在疼痛加剧，持续疼痛没有缓解，甚至夜里会被疼醒。"

查体：肘部体检活动正常，局部不红不肿，肱骨外上髁有一个局限而敏感的压痛点。伸肌腱牵拉试验：Mills 试验（肘伸直，腕屈曲，然后前臂旋前，即可引起肘外侧剧痛）阳性。

"考虑你现在是右侧肱骨外上髁炎，也就是常说的'网球肘'，你本来就是超声科的医生，快找你们科杨主任给你做个超声了解一下目前是什么情况。"

病例二

患者男性，私立体检中心超声医师，3周前工作后自觉右肘外侧疼痛，扫地、拧毛巾等日常活动后疼痛加剧，口服止痛药物可部分缓解，近4天疼痛加剧，影响睡眠，口服止痛药物无效。查体：右侧肘关节无红肿，外上髁压痛明显，Mills试验阳性。超声显示肱骨外上髁表面回声粗糙，不光滑，前臂伸肌群起始部肌肉回声增厚，不均匀，可见片状低回声（图3-4-1）。彩色多普勒血流成像显示局部血流增加（图3-4-2）。临床诊断：右侧肱骨外上髁炎。

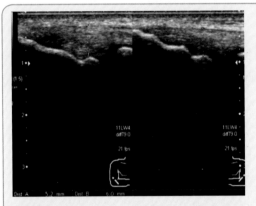
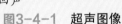
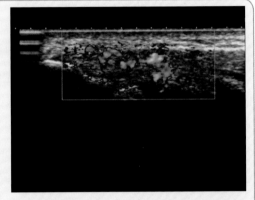

肱骨外上髁表面回声粗糙，不光滑，前臂伸肌群起始部肌肉回声增厚，不均匀，可见片状低回声

图3-4-1　超声图像

可见伸总肌腱内血流增加，提示为急性炎症期

图3-4-2　彩色多普勒血流成像

二、"网球肘"你了解吗？

肱骨外上髁炎又名"网球肘"，最初在1873年被描述，多见于网球、乒乓球、墙球、羽毛球等运动员。直到20世纪70年代该病发病机制才被阐明。一般认为该病是由肱骨外上髁止点的伸指总肌腱的慢性劳损及牵拉引起的，对于网球和乒乓球运动员，可在反拍、下旋、回击急球时，由于球的冲击力作用于腕伸肌或被动牵扯该肌致伤。

病理改变以肱骨外上髁周围组织退变为主，是典型的末端病改变。其肌腱止点部可因损伤出现纤维断裂、镜下骨折、肌腱变性血管增生，继发止点骨质增生或肌腱的钙化骨化，肌腱周围表面的筋膜粘连血管增生，腱下的疏松组织也有损伤性炎症与粘连[4-6]。

该病好发于40~50岁，以男性略多。主要肘罹患率约为非主要肘的2倍。若患有其他部位肌腱疾病（如肩关节周围炎、肱骨内上髁炎或腕管综合征），发病率明显提高，说明有这种体质的个体更易患病。绝大多数病例是运动中出现肘外侧疼痛，做某一动作时出现，运动停止后疼痛缓解，再重复动作又出现疼痛，随着症状发展疼痛加剧，逐渐变为持续性疼痛，甚至会因夜间疼痛而影响睡眠。肘部体检一般活动正常，局部不红不肿，肱骨外上髁有一个局限而敏感的压痛点。Mills 试验阳性。

三、如何确诊？

X 线检查无特异诊断价值，5%～20% 的病例有肱骨外上髁钙化，与预后无关。目前，MRI 尚不被推荐常规使用。

超声检查发现肘关节纵向切面扫查显示肱骨外上髁表面回声粗糙，不光滑，前臂伸肌群（伸指总肌、桡侧腕伸肌）起始部肌肉回声增厚，不均匀，可见片状低回声（图 3-4-3），或回声增强，肌肉羽状结构模糊不清，肌腱周围偶尔有少量积液。急性期彩色多普勒血流成像有血流，血流的程度反映炎症的严重程度（图 3-4-4）。在慢性病例，肌腱附着处会有钙化（图 3-4-5）。

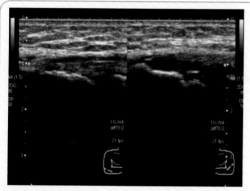

肱骨外上髁表面回声粗糙，不光滑，前臂伸肌群起始部肌肉回声增厚，不均匀，可见片状低回声

图3-4-3　肘关节纵向切面扫查

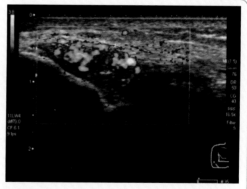

局部有明显血流，提示为急性炎症期

图3-4-4　彩色多普勒血流成像

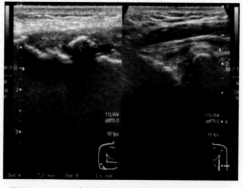

图3-4-5　超声显示肌腱附着处有钙化

四、如果确诊该怎么治疗？

（一）休息及改变活动模式

急性期（严重红、肿、痛）患者在注意适当休息的同时，更要意识到改变活动模式的重要性。找出受伤的原因，然后做出相应的改变，便可减缓病情。研究显示，患"网球肘"的网球运动员，只需减轻训练强度及科学运动，便可减低90%的病症。

（二）物理治疗

休息、固定、抬高及电疗可以控制炎症，急性期冷疗、慢性期热疗，可使肌腱在良好的环境下愈合。

（三）药物治疗

如常用的止痛剂、非甾体抗炎药、肌肉放松剂、镇静剂、常用的肌肉酸痛贴布及膏药等。消炎类药物可以帮助减轻疼痛及发炎情况，有些人希望快速降低痛感，便选择局部类固醇注射，但它对组织的害处不少，因此并不建议采用。

（四）局部封闭及针刀治疗

痛点封闭效果良好，但注意要选择准确的注射点。超声穿刺导引封闭治疗时，要避免药物进入肌腱内造成肌腱损伤。如果激素药物注射到肌腱内，容易导致肌腱钙化，强度下降，甚至断裂。

（五）手术治疗

保守治疗效果欠佳时可选择手术治疗，手术目的是松解肱骨外上髁的纤维粘连，结扎从肌筋膜上穿出的血管神经束。

治疗的同时需要患者的积极配合，在治疗过程中，手及腕部要注意休息，减少在肱骨外上髁肌肉附着点肌腱、筋膜的张力，有助于保持疗效。

五、日常预防护理要点

肱骨外上髁炎的发生与慢性损伤有关，常由劳累引起，因此日常预防护理有以下几点建议。

（1）注意锻炼身体，主要活动上肢关节，增强肌力，有助于本病的防治。

（2）劳作前进行功能锻炼准备，如握拳、曲肘、旋前、用力伸直出拳等动作进行锻炼。

（3）在劳动、运动时强度不宜过大，如不宜长时间拎重物、不宜长时间洗衣物，以防肱骨外上髁筋膜劳损。

（4）平时劳作中不要经常冲冷水，避免外伤。

第五节
指伸肌腱腱帽滑脱

一、常见病例

病例一

患者中年女性，超声医师，从事超声工作 18 年。患者右手中指、示指掌指关节背侧不适 6 年，工作劳累后加重，在拧衣服时，突觉右手中指、示指掌指关节背侧疼痛，握拳中指指伸肌腱"跳槽"，伸直后复原。近 2 个月自觉疼痛、酸胀，未经诊治。查体：右手中指、示指掌指关节背侧肿胀，饱满（图 3-5-1），握拳时中指伸腱向尺侧脱位（图 3-5-2），有弹跳感，伸直后复原，中指、示指分指时疼痛加重，超声检查显示右手中指桡侧指伸肌腱腱帽回声不均匀，纤维结构不清晰，断裂部有液体，动态扫描可以观察到断端分离，中指指伸肌腱向尺侧滑移（图 3-5-3）。临床诊断：右手中指桡侧指伸肌腱腱帽损伤伴伸腱滑脱。

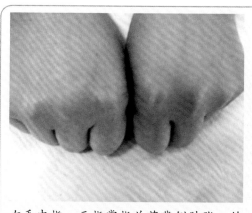

右手中指、示指掌指关节背侧肿胀，饱满，指伸肌腱腱帽滑脱，患者手术前显示中指指伸肌腱向尺侧滑移

图3-5-1　握拳查体

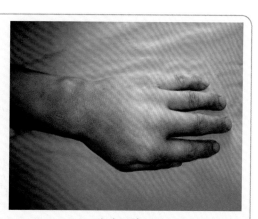

伸直后复位

图3-5-2　指伸肌腱腱帽滑脱

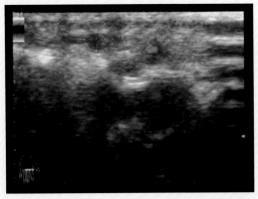

腱帽连续性中断，结构紊乱，局部有异常暗区

图3-5-3　腱帽断裂

病例二

患者男性，被自行车碰撞右手背，攥拳时示指、中指、环指掌关节处可见肌腱向小拇指一侧滑脱，中指尤其明显，示指、中指根部之间有明显突起，手腕上抬时环指与腕关节间有一条肌腱突起，右手 X 线检查未见骨折。超声检查：腱帽断裂表现为腱帽连续性中断，结构紊乱，局部有异常暗区，动态观察可见断端分离，伸腱向尺侧滑脱（图 3-5-4）。临床诊断：指伸肌腱腱帽滑脱。

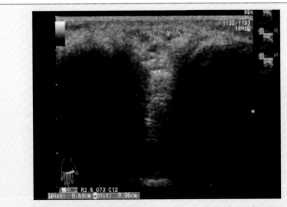

腱帽连续性中断，结构紊乱，局部有异常暗区

图3-5-4　完全断裂

二、"指伸肌腱腱帽滑脱"你了解吗？

指伸肌腱腱帽滑脱是指指总伸肌各腱之间起固定指伸肌腱，位于掌骨小头近侧附近的纤维连接（也称腱帽）损伤，导致指伸肌腱向桡侧或尺侧的脱位。

指伸肌腱两侧缘与骨间肌的腱纤维相连，骨间肌经掌深横韧带背侧，行至掌指关节平面时，其深部纤维附着于近节指骨基底两侧，浅部纤维形成腱膜，连于

的痛苦。手法治疗不需每天都做，每周 2 次即可，连续治疗 2~3 周。应该提醒患者到正规医院的相关科室进行治疗，以确保安全有效，不宜去非法行医的个体按摩处求医，否则会有一定的危险性。

3. 在臀部进行理疗，最简便最常用的方法为热疗，即经常用热毛巾进行臀部外敷，一般热敷半小时。

4. 局部涂抹具有活血化瘀作用的中成药物（如红花油、正骨水等），以促进局部血液循环，减轻神经缺血的症状。

5. 可口服非甾体抗炎药（如布洛芬、双氯芬酸钠或塞来昔布等），以减轻神经根受压而产生的无菌性炎症，还可口服甲钴胺等以营养神经。

6. 局部封闭对缓解疼痛有一定作用，常用 25% 葡萄糖注射液 18 mL 加入 2% 普鲁卡因 2 mL 进行局部注射，每 3 天 1 次，每 2~3 次为一疗程。也可用 2% 普鲁卡因 6 mL 加泼尼松龙 25 mg 进行局部封闭，每周 2 次，每 3~5 次为一疗程。肌内注射人胎盘组织液，可治疗坐骨神经盆腔出口处的组织粘连，每日 1 次，每次 2 mL，30 次为一疗程。

7. 中医治疗：有推拿手法治疗、针灸治疗、小针刀治疗[18]、常用中草药治疗等。

8. 超声引导下臭氧扇形封闭治疗（图 3-6-5）。一般选 2~3 个浸润点，臭氧用量均等，每个穿刺点在超声监视下进行。治疗一次后症状明显缓解。

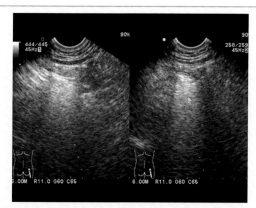

图 3-6-5　超声引导下臭氧扇形封闭治疗

9. 如果经过以上保守治疗效果不佳或症状加重，可以考虑梨状肌松解手术。

10. 进行康复训练，包括"内八字"训练和"外八字"训练，尽量用"外八字"训练，即走路呈"外八字"样。"外八字"是指双足足尖向外张开走路，这样可以达到让梨状肌张力减轻的作用，同时减轻坐骨神经的压迫，达到明显缓解症状的目的。

五、日常预防护理要点

1. 饮食方面：注意清淡饮食，避免进食辛辣、容易刺激神经的食物。

2. 居住环境方面：尽可能避免居住在较为潮湿的环境。

3. 日常生活中劳动、运动：经常做髋部的内旋外旋动作，做动作时要注意动作的协调性，避免髋部的扭伤，并根据个人情况，科学地安排工作和生活并积极地参加体育锻炼来延缓肌肉的衰老，减少损伤。

参考文献

[1] 俞风雷,李瑛,丁鹏东,等.彩色多普勒超声在四肢肌腱闭合性损伤诊断中的应用价值.宁夏医学杂志，2015，37（2）：167-168.

[2] 李雯，齐杰，刘艳杰，等.彩色多普勒超声在手屈指肌腱损伤急诊手术中的应用.中国介入影像与治疗学，2010，7（2）：167-170.

[3] YOO J C，KOH K H，PARK W H，et al.The outcome of ultrasound-guided needle decompression and steroid injection in calcific tendinitis.J Shoulder Elbow Surg，2010，19（4）：596-600.

[4] 胡麦果，黄俊晓，吕国荣.超声引导下治疗肌腱炎的临床应用进展.中国介入影像与治疗学，2013，10（3）：179-182.

[5] 王萍.高频超声在肌腱断裂修复术后随访中的应用.江苏医药，2013，39（23）：2901-2902.

[6] MISHRA A，PAVELKO T.Treatment of chronic elbow tendinosis with buffered platelet-rich plasma.Am J Sports Med，2006，34（11）：1774-1778.

[7] 朱汉章.小针刀疗法.北京：中国中医药出版社，1992.

[8] 杨克勤.脊椎疾患的临床与研究.北京：北京出版社，1993.

[9] 周广军，宓士军，马秀清，等.手指屈肌腱狭窄性腱鞘炎的超声诊断与导引下治疗.中华手外科杂志，2009，25（5）：316-317.

[10] 宓士军，马秀清，周广军，等.下肢钙化性肌腱炎的超声诊断和导引下捣碎抽吸治疗.中国矫形外科杂志，2011，19（1）：74-76.

[11] 宓士军，马秀清，周广军，等.钙化性冈上肌腱炎的超声诊断和导引下经皮抽吸封闭治疗.中华手外科杂志，2010，26（1）：62-64.

[12] 朱家安，蒋业清，胡一宙，等.超声引导下针刺治疗钙化性冈上肌腱炎的长期疗效观察.上海医学影像，2008，17（4）：286-287.

[13] HOFSTEE D J，GOSENS T，BONNET M，et al.Calcif ications in the cuff：take it or leave it？Br J Sports Med，2007，41（11）：832-835.

[14] 任新平，詹维伟，周萍，等.实时超声弹性成像及灰阶超声检查在甲状腺占位性病变

诊断的对比研究.中国超声医学杂志，2009，25（2）：128-132.

[15] 柳俊，詹维伟，周明炀，等.实时虚拟超声引导下冈上肌腱超声弹性成像.中国医学影像技术，2011，27（8）：1668-1671.

[16] 蔡文佳，何文，金占强，等.新型实时剪切波弹性成像诊断甲状腺疾病.中国医学影像技术，2016，32（5）：651-654.

[17] 何文，金占强.超声新技术在浅表器官中的应用.中国医学影像技术，2016，32（5）：643-645.

[18] 庞继光.针刀医学临床规范治疗手册.北京：中国中医药学出版社，1998.

（宓士军　朱庆军　霍永鑫）

第四章

推荐超声医师的日常工作方式

关键词索引

超声医师；重复操作；反复用力；不良姿势；静态作业；工作相关肌肉骨骼疾患；防护意识；人体工程力学；超声专业用椅；日常检查坐姿；超声检查床；超声仪器；工间操；肌肉强度训练；有氧体育锻炼；宣教

超声医师长期处于重复操作、腕部反复用力、不良姿势和静态作业等状态，属于发生 WMSD 的高危人群，国外已有多项关于超声医师 WMSD 患病率的调查[1]，并提出了相应的预防措施，而国内尚未引起广泛重视。一些不起眼的细节，由于不会在短时间内表现出不适，往往不会被超声医师注重，日积月累，最终导致了超声医师的肌肉与骨关节劳损。为保护超声医师自身健康，本章从以下几方面对超声医师的日常工作方式做出推荐。

一、防护意识

（一）超声医师自身防护的意识

超声职业损伤是一个日积月累，从量变到质变的过程。由于患者较多或工作压力大等，很多时候超声医师急于完成当前检查任务，而忽视了自身身体的保护，直到身体发出警告才重视，此时发生的损伤往往已不可逆转。对于医学超声 WMSD 的认识要从实习阶段开始，在熟悉超声科工作流程的同时，就应了解超声医师 WMSD 及其防护方法，并时刻运用到实际工作中。

（二）管理人员的意识

超声检查并不只是脑力的消耗，超声医师所承受的体力负荷远非仅来自超声探头和鼠标的重量，超声医师每日工作做功取决于患者的数量、检查的部位、患者的肥胖程度等诸多因素，超声工作是一项脑力与体力并重的工种。超声医师的工作量和工作时长应有合理的规范。

二、超声医师日常工作方式推荐

（一）符合人体工程力学要求的超声专业用椅

专用椅须具备以下特点：①带足踏圈，下肢有足踏圈支撑，使腰部和腿部的肌肉得到放松；②坐垫高度、倾斜度及前后位置可调，靠背的高低可调，以适用于不同身高的个体，使脊柱保持正常生理曲度；③靠背带侧翼扶手，不阻碍贴近患者（图 4-1）。

（二）日常检查坐姿推荐

1. 坐位时腰部与靠背紧贴，躯干对脊柱的压力可沿着靠背分散而得到减轻，以减少腰部肌肉和脊柱损伤，预防椎间盘突出。

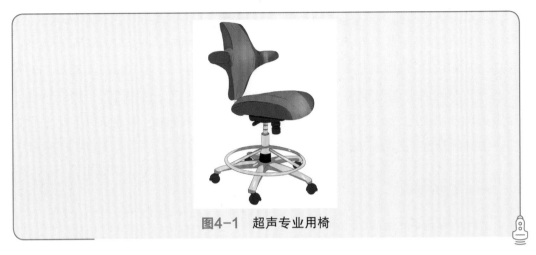

图4-1　超声专业用椅

2. 检查间隙时坐垫向后倾斜5°，双肘放在侧翼扶手上，使肩部和手臂的肌肉放松，预防肩关节周围炎和"鼠标手"。

3. 检查操作中座椅贴近检查床，嘱患者尽量靠近医师，减少手臂过度外展，外展角度应＜30°（图4-2）[2]。

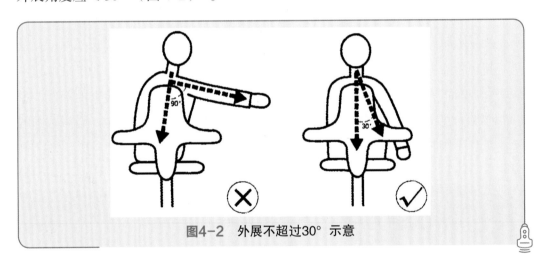

图4-2　外展不超过30°示意

4. 在检查肥胖患者时，可采取站立姿势，以减少手臂外展，增加探头垂直压力。国内亦有学者对超声医师的日常检查坐姿做出了推荐[2]（图4-3）。有研究认为，腰椎前凸受到躯干 - 股骨角和膝关节角的影响，支持腰部的靠背倾斜在110°至130°时，椎间盘受到的压力最小，肌电图记录棘肌的电兴奋性最低[3]。

（三）超声检查床

检查床高度可电动调节，床栏可收缩置于床的下方，以避免增加检查者与床的距离（图4-4）。

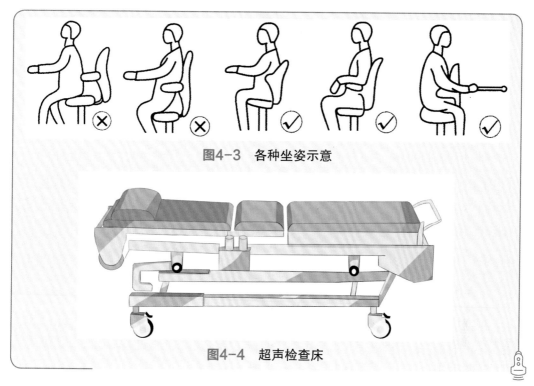

图4-3 各种坐姿示意

图4-4 超声检查床

（四）合适的工作设备及辅助设备

1. 诊室大小足够容纳活动不便的患者移动床；超声机器操作面板高度调节方便，如迈瑞 Resona 9（图 4-5）、飞利浦 EPIQ 系列（图 4-6）；仪器图像调至最佳状态；工作站电脑桌高度可调。

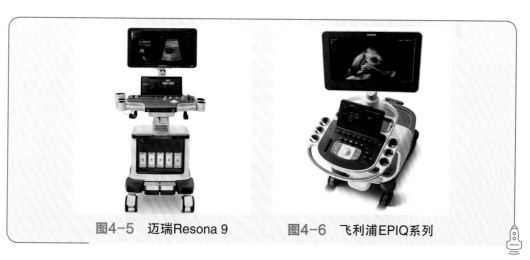

图4-5 迈瑞Resona 9　　图4-6 飞利浦EPIQ系列

2. 使用带纹理的检查手套或探头上安置防滑套，以便减少抓紧探头的用力；检查中外展的胳膊下放置支撑垫，可减少手臂肌肉用力；已患腰椎间盘突出的超声医师，工作中可使用护腰带，患腰肌劳损的女性，选用合适松紧的塑身腰带亦可有效减少腰痛。

（五）工间操、肌肉强度训练及体育锻炼

目前临床科研教学任务繁重，管理层要有意识地合理安排员工数量与患者量，推荐实行超声医师工间操制度（如八段锦）。活动能促进血液循环，静态姿势减少了血液供应肌肉，从而减少了肌肉含氧量，缺氧也降低了肌肉的工作效率，做工达到最大负荷的 60% 时，血流量几乎中断，而做工达到 15%～20% 负荷时，血供正常。研究表明，当力量运用不超过最大负荷的 10% 时，肌肉可以每天工作数小时而不感到疲劳，如果肌肉、肌腱的使用超出了适应范围，就会发生炎症、退行性变、小的撕裂及瘢痕形成[4-5]。另外，建议各位超声医师利用休息时间，每周进行适量的有氧体育锻炼。

（六）明确的示范标识

我国幅员辽阔，局部方言晦涩难懂，医患沟通不畅，摆体位耗时较多。患者量多，工作量大，多数医师（尤其见于身体素质强壮的年轻医师）急于完成工作任务，医患体位尚未摆到位就进行检查，而 WMSD 往往需要数月甚至数年才表现出来。针对该情况，可在诊室候诊区域张贴不同部位超声检查所需的体位示意图，并加以文字解释。有条件的医院，可采用播放动画片的方式进行宣教，以便检查时患者体位能快速到位。

参考文献

[1] BOLTON G C，COX D L.Survey of UK sonographers on the prevention of work related muscular-skeletal disorder（WRMSD）.J Clin Ultrasound，2015，43（3）：145-152.

[2] 黄品同，黄福光，赵博文，等.必须重视超声医师的职业损伤.中国超声医学杂志，2010，26（12）：1141-1143.

[3] HARRISON D D，HARRISON S O，CROFT A C，et al.Sitting biomechanics part I：review of the literature.J Manipulative Physiol Ther，1999，22（9）：594-609.

[4] VILLAGE J，TRASK C.Ergonomic analysis of postural and muscular loads to diagnostic sonographers.International Journal of Industrial Ergonomics，2007，37（9/10）：781-789.

[5] NUSSBAUM M A.Static and dynamic myoelectric measures of shoulder muscle fatigue during intermittent dynamic exertions of the low to moderate intensity.Eur J Appl Physiol，2001，85（3-4）：299-309.

（寇红菊　黄福光　李　娜）

第五章

超声医师常见肌骨疼痛疾病药物的合理选择和相关注意事项

关键词索引

镇痛药；超声；肌骨；疼痛

　　根据前期流行病学调查，超声医师常见的肌骨疼痛疾病包括颈源性头痛、颈椎小关节紊乱综合征、颈椎病（颈椎间盘突出症）、颈肩综合征、斜角肌综合征、肩峰下撞击综合征、肩袖损伤、粘连性肩关节周围炎、胸廓出口综合征、腰椎间盘突出症、腰椎小关节紊乱综合征、腰肌劳损、周围神经卡压综合征（如肘管综合征、腕管综合征等）、肌腱病（如"网球肘"）、肌腱炎（如桡骨茎突狭窄性腱鞘炎、拇长屈肌腱鞘炎等）、肌筋膜炎等。以上疾病基本为急性或慢性肌肉骨骼损伤，其常用的治疗方法为阶梯治疗，即首选无创治疗、物理治疗、功能锻炼和药物治疗等，必要的时候应用局部注射疗法，若仍有疗效不佳，对于肌腱疾患，可以行富血小板血浆（platelet rich plasma，PRP）治疗、局部脉冲射频治疗、针刀治疗、触发点治疗、银质针松解术等；对于神经痛如颈源性头痛、腰椎小关节紊乱综合征可以采用神经阻滞、神经射频或联合触发点肌肉松解术；对于以椎间盘突出为主要责任病因的，根据突出程度，可以采用硬膜外阻滞、椎间盘消融术、经皮穿刺突出椎间盘摘除术等。

　　本章主要讨论超声医师常见肌骨疼痛疾病药物治疗。对于急性期患者，建议以非甾体抗炎药（non-steroidal anti-inflammatory drugs，NSAIDs）等为主，疼痛控制不佳时可酌情加用曲马多等弱阿片类药物；对于疼痛较轻者，可以先外用NSAIDs药膏；对于慢性疼痛患者，除了NSAIDs以外，根据患者的病情和疼痛程度，还可加用肌肉松弛剂、抗惊厥药物等。

　　对于超声医师常见的慢性肌骨疼痛疾病，综合多模式治疗，包括不同机制不同途径的药物联合使用，以提高治疗效果，减少药物治疗的不良反应。同时积极提倡联合应用康复治疗、物理治疗、自我管理、社会心理干预、锻炼和手法治疗等综合措施。尽早应用疼痛科微创介入技术，包括冲击波疗法、扳机点治疗、银质针疗法、神经射频治疗等，可在不同程度上缓解慢性肌肉疼痛，达到事半功倍的疗效。对于全身多处肌肉骨骼疼痛，要排除纤维肌痛、风湿性多肌痛等，后者治疗方法与超声医师常见的肌骨疼痛疾病药物治疗有显著不同。

　　治疗常用药物如下，建议根据患者病情、病程、药物治疗后有效性和安全性、患者并发症、依从性等酌情选用。

一、外用制剂

　　外用镇痛药的种类很多，包括外用麻醉剂、外用NSAIDs、外用辣椒碱和外用发红剂等。相比于口服途径，外用制剂直接用于病变部位，经皮肤渗透直达病变组织而发挥镇痛作用，具有起效快、局部浓度高、系统暴露量少从而全身不良反应少等优势，更适合慢性肌肉疼痛的长期应用。

（一）NSAIDs 外用制剂

目前已经上市的 NSAIDs 外用制剂包括双氯芬酸、酮洛芬、布洛芬等，尽管这些 NSAIDs 外用制剂作用机制相似，但剂型有所不同（如凝胶剂、乳剂／膏剂、溶液剂、贴剂、喷雾剂等），临床疗效也存在一定差异。氟比洛芬酯贴剂是目前已知的丙酸类 NSAIDs 中作用较强的一种，具有皮肤相容性好、渗透性好及重复揭扯性均好等优点，因此，适用于伴或不伴发热的慢性肌肉疼痛患者使用。多个慢性肌肉疼痛相关疾病（如骨关节炎）指南提出 NSAIDs 外用制剂具有明确的镇痛效果，是临床证据最充分、处方数量最多的外用镇痛药，可作为肌肉骨骼系统疾病所致轻至中度疼痛的一线治疗用药。对于慢性肌肉疼痛，NSAIDs 外用制剂可提供与 NSAIDs 口服制剂相当的镇痛效果。如果仅有局部轻至中度疼痛（急性疼痛或慢性疼痛的急性发作），可优先选择 NSAIDs 外用制剂。中、重度疼痛患者可将 NSAIDs 外用制剂与口服制剂联合使用。NSAIDs 外用制剂可作为口服制剂的局部增效剂；也可通过减少 NSAIDs 口服制剂剂量从而降低胃肠道等不良反应；对使用 NSAIDs 口服制剂后疗效不佳者的疼痛部位可加用 NSAIDs 外用制剂以增强局部镇痛效果，从而达到最佳的治疗效果。患者一般对 NSAIDs 外用制剂耐受性良好，较少发生 NSAIDs 口服制剂常见的全身不良反应。常见不良反应主要为用药部位轻度或一过性红斑、瘙痒等。单独使用 NSAIDs 外用制剂镇痛效果不佳时，可换用其他途径的同类药物，或联合其他作用机制的药物。

（二）利多卡因制剂 [1-2]

利多卡因可阻断周围神经痛觉感受器的门控钠通道，可缓解轻至中度骨关节炎、腰痛、神经病理性疼痛等。尤其适用于伴有皮肤痛觉超敏的患者。常用剂型为 5% 利多卡因凝胶贴膏和复方利多卡因软膏，主要不良反应为局部皮肤刺激，多为轻微。

（三）中成药外用药膏

例如消痛贴等。

（四）其他

例如辣椒素（碱）制剂等。

二、口服药物

（一）NSAIDs 口服制剂

NSAIDs 是全球使用最广泛的一类药物，通过抑制细胞膜花生四烯酸代谢过程中环氧化酶（cyclooxygenase，COX）的生物活性，以减少前列腺素（prostaglandins，PGs）的合成与聚积，从而发挥解热、镇痛、抗感染及抗风湿作用的共同机制[1, 3]。它是治疗类风湿关节炎、骨性关节炎、颈肩腰腿痛、痛风及各类轻至中度疼痛的一线用药，尤其是急性疼痛、慢性炎性疼痛等，但是对某些慢性肌肉疼痛疗效欠佳。

同时，NSAIDs 具有多项禁忌证，使用不当可能增加胃肠道溃疡、胃肠道出血、心血管不良事件等风险[1, 4-6]。NSAIDs 相关的消化道风险高危因素：①年龄＞65 岁；②大剂量使用 NSAIDs；③同时使用低剂量阿司匹林、抗凝剂或糖皮质激素；④既往有消化性溃疡或出血史；⑤合并心血管疾病、肾病等；⑥伴有幽门螺旋杆菌感染或吸烟等。根据所合并的消化道风险因素个数，可实行以下危险分层：①高危：多个（＞2 个）危险因素；②中危：1~2 个危险因素；③低危：无危险因素。如果患者上消化道不良反应的危险性较高，可使用选择性 COX-2 抑制剂[7-8]，如使用非选择性 NSAIDs，应同时加用 H_2 受体拮抗剂、质子泵抑制剂或米索前列醇等胃黏膜保护剂。NSAIDs 相关心血管事件曾被推测与抑制 COX-2 密切相关，传统观点认为昔布类（COXIBs）药物较非选择性 NSAIDs 具有更大的心血管安全隐患。然而 2015 年食品药品监督管理局（Food and Drug Administration，FDA）药物安全信息中指出，心血管风险并不是 COXIBs 特有的不良反应，传统 NSAIDs 亦具有相似的心血管风险，即心血管风险是所有 NSAIDs 的类效应。2016 年《新英格兰医学杂志》发表了一项样本量达 2.4 万人次、平均随访时间约 34 个月的前瞻性随机双盲试验研究，研究以心血管死亡、非致死性心肌梗死或卒中等复合结局作为终点，结果表明，与以往认为更安全的布洛芬和萘普生相比，在关节炎患者中长期使用治疗剂量的塞来昔布在心血管复合结局发生风险方面无显著差异[7, 9]。其他不良反应：影响血小板功能，影响肾功能（如出现水钠潴留、肾功能不全），出现肝功能损伤（如使肝酶水平增高），引起精神病及其他心理状况改变，导致哮喘或鼻炎发作、皮肤受损等。在具有相关高危因素的人群中应尤其谨慎使用，当临床怀疑不良反应与 NSAIDs 相关时，应及时调整治疗方案。因此，需注意：①用药前进行危险因素评估，对于合并上消化道溃疡、出血史，缺血性心脏病或脑血管病史（冠状动脉搭桥围术期禁用，脑卒中或脑缺血发作史慎用），肾功能障碍，出/凝血机制障碍（包括使用抗凝药）的患者需要慎用或者禁用；②治疗剂量个体化，尽量使用最低有效剂量，NSAIDs 有天花板效益，增加剂量不但不增加疗效，反而增加不良反应（表 5-1）；③避免过量用药，避免重复使用同类药物或叠加使用两种 NSAIDs；④不建议和激素合用；⑤用药 1~3 个月后，根据病情选择相应的实验室检查，包括大便隐血检查。

表5-1　常见NSAIDs与对乙酰氨基酚的每日最大剂量

药物	半衰期（h）	原型经肾排泄量	每日最大剂量（mg）	用法（次/日）
口服制剂				
对乙酰氨基酚	2~3	3%	4000	3~4
布洛芬	2~4	<10%	2400~3600	2~3
双氯芬酸	1.1	<1%	75~150	2~3
美洛昔康	20	<1%	7.5~15	1
塞来昔布	11	27%	200~400	1~2
注射制剂				
丙帕他莫	2~3	—	8000	3~4
氟比洛芬酯	5.8	<1%	50~200	1~4
酮咯酸	4~10	58%	30~120	1~4
布洛芬	2.2~2.4	<10%	400~3600	1~4
氯诺昔康	3~4	约33%	16~24	2~3
帕瑞昔布钠	8	<5%	40~80	2

自阿司匹林首次合成以来，上市的 NSAIDs 品种已近百种，如双氯芬酸、对乙酰氨基酚、吲哚美辛、萘普生、布洛芬、氟比洛芬、氯诺昔康、塞来昔布、依托考昔、帕瑞昔布钠等；同时具备各种用药途径制剂，包括口服制剂、静脉注射或肌内注射制剂和外用制剂等。慢性肌肉疼痛患者以口服制剂和外用制剂最为常用，静脉注射或肌内注射往往用于急性疼痛或慢性疼痛急性发作，包括氟比洛芬酯注射液、酮咯酸和帕瑞昔布钠等。

（二）对乙酰氨基酚

对乙酰氨基酚为对氨基苯酚衍生物，是常用的解热镇痛药物，单用对轻、中度疼痛有效。与其他 NSAIDs 不同，对乙酰氨基酚无外周 COX 抑制作用，抗感染作用弱。对乙酰氨基酚主要通过中枢发挥疗效，通过作用于 COX-3（主要表达于大脑皮层和心脏）而发挥镇痛、解热作用，通过抑制中枢一氧化氮的合成而发挥解热、镇痛作用，其具体机制仍有待阐明。联合给药或使用复方制剂时，每日剂量需 < 2000 mg。除口服制剂外，对乙酰氨基酚注射剂也已用于临床，为临床使用提供了更多选择。对乙酰氨基酚不损伤胃黏膜，对血小板功能也不产生影响，但过量使用可引起严重的肝功能损伤和急性肾功能损伤。对乙酰氨基酚可与其他非同类的 NSAIDs 联合使用，而其他 NSAIDs 之间通常均不能联合使用。

（三）肌松剂

肌松剂包括苯二氮䓬类药物（如地西泮）和非苯二氮䓬类药物（如乙哌立松、环苯扎林等）。乙哌立松是临床上应用较多的非苯二氮䓬类中枢性肌松药，其作用于脊髓运动神经元和骨骼肌，可松弛肌痉挛，改善血液局部微循环，阻断"疼痛 – 肌紧张 – 局部血液循环障碍"的恶性循环，从而改善慢性肌肉疼痛，是慢性腰背痛的一线药物。最常见的不良反应为恶心、厌食等。替扎尼定是一类 α_2- 肾上腺素受体激动剂，可抑制脊髓水平疼痛中间神经元的递质释放，从而改善患者肌肉紧张、疼痛状态，同时有胃保护作用，且不影响肌力，有益于肌肉功能康复。有限的文献报道提示替扎尼定在治疗紧张性头痛、肌筋膜相关的背痛和颈痛时效果较好，但不推荐作为治疗慢性肌肉疼痛的一线用药。药物具有一定的镇静及降压作用，因此建议从小剂量开始应用，逐渐递增药量以减少头晕、低血压等不良反应的发生。苯二氮䓬类肌松药具有中枢性肌松作用，但是嗜睡、镇静等中枢抑制不良反应较常见。

（四）抗抑郁药

抗抑郁药物按照化学结构和作用机制，可分为三环类抗抑郁药（tricyclic antidepressants，TCAs）、单胺氧化酶抑制药（monoamine oxidase inhibitors，MAOIs）、选择性 5- 羟色胺再摄取抑制药（selective serotonin reuptake inhibitors，SSRIs）、5- 羟色胺和去甲肾上腺素再摄取抑制药（serotonin noradrenalin reuptake inhibitors，SNRIs）、去甲肾上腺素及特异性 5- 羟色胺受体拮抗药（noradrenergic and specific serotonergic antidepressants，NaSSAs）。抗抑郁药可以增高中枢、脊髓等神经系统中血清素、去甲肾上腺素及多巴胺等递质的浓度进而抑制兴奋性神经递质的释放，钝化痛觉通路，增强下行抑制系统作用；对存在心理障碍的慢性肌肉疼痛患者，可通过缓解患者心理障碍来改善疼痛。抗抑郁药物治疗慢性疼痛的剂量远低于其治疗精神疾病的剂量。也有研究证据表明，对不存在抑郁症状的患者，单独使用抗抑郁药物也可以获得疼痛症状的改善，同时还可改善患者的疲劳感、睡眠障碍，提高生活质量。

阿米替林（TCAs 类）、度洛西汀（SSRIs 类）是临床上常用于治疗慢性肌肉疼痛等慢性非癌痛的代表药物，其中度洛西汀是目前唯一获 FDA 批准，用于治疗慢性肌肉疼痛的抗抑郁药物[10]。SNRIs 的常见不良反应有恶心、口干、出汗、乏力、焦虑、震颤等，建议小剂量开始应用。

（五）抗惊厥药

在慢性肌肉骨骼疼痛中，由于炎症、缺血、营养缺乏、代谢障碍、外伤、卡压等因素可导致神经病理性疼痛。常用的抗惊厥药物包括钙通道调节剂（加巴喷丁、普瑞巴林）和钠通道阻断剂（卡马西平、奥卡西平）。加巴喷丁、普瑞巴林是目前治疗慢性骨骼肌肉疼痛（背痛、神经痛）的一线药物[2]。两者不良反应相似，均为嗜睡和头晕。两药均应遵循夜间起始、逐渐加量和缓慢减量的原则。钠通道阻断剂则常用于三叉神经痛等的治疗，不常用于慢性肌肉疼痛。

（六）复方镇痛药

对乙酰氨基酚、NSAIDs 与阿片类药物在镇痛方面有相加或协同作用，制成复方制剂后，单药剂量减少，镇痛作用增强，不良反应减少[11]，适用于中度至重度疼痛，如氨酚曲马多片、氨酚羟考酮片、洛芬待因缓释片、氨酚双氢可待因片等。复方镇痛药的主要不良反应包括对乙酰氨基酚超量使用、误用或重复用药引起肝毒性[11]，NSAIDs 过量或叠加使用所致的消化道、心脑血管事件等。对乙酰氨基酚和 NSAIDs 有剂量封顶作用，当复方镇痛药中的对乙酰氨基酚和 NSAIDs 的剂量达到封顶剂量，则应由复方制剂转化为单纯阿片类药物。因此，尤其是老年慢性肌肉疼痛患者使用含有对乙酰氨基酚、NSAIDs 的复方制剂时应谨慎。

（七）中成药

中成药可通过多种途径减轻疼痛、延缓骨性关节炎等疾病进展，具有一定的抗感染和调节免疫的作用，可促进微循环，具有改善骨关节等功能，但对于其作用机制和长期疗效尚需高级别的研究证据。

（八）弱阿片类药物

曲马多为人工合成的中枢性强效镇痛药，具有独特的镇痛机制：①与阿片受体结合，但亲和力很弱，对 μ 受体的亲和力为吗啡的 1/6000；②抑制神经元突触对去甲肾上腺素的再摄取，并增加神经元外 5- 羟色胺的浓度，从而影响痛觉的传递，产生镇痛作用。曲马多的镇痛强度为吗啡的 1/10 ~ 1/8，镇痛效应具有剂量依赖性，可以减轻慢性疼痛带来的抑郁和焦虑症状。多个双盲随机对照试验提示曲马多缓释片可以显著改善慢性骨关节炎和腰痛患者的疼痛症状。曲马多是慢性腰痛、骨关节炎等多重机制的慢性肌肉疼痛疾病的二线药物和慢性疼痛急性发作的控制药物。可长期治疗，但无抗感染效果。

和阿片类药物相比，曲马多缓释片疗效类似，但其人体耐药性和副反应等更小，因曲马多的 μ 受体激动作用，其同样存在一定的类阿片药物副反应，如恶心、呕吐、头晕、嗜睡、多汗、镇静、成瘾等。其不良反应大多与剂量相关，应遵循从低剂量开始，逐渐加量的原则。初始日剂量为 50 ~ 100 mg，每日 1 ~ 2 次；最大日剂量为 400 mg。它能与某些药物发生相互作用：曲马多与昂丹司琼共同使用时，会减少曲马多的镇痛作用及昂丹司琼的止吐作用；曲马多与血清素药物（包括 SSRIs、SNRIs 和 TCAs 等）共同作用时，有可能导致 5- 羟色胺综合征，严重可致神经肌肉疾病、精神状态改变、胃肠道症状甚至死亡。该药滥用率低，但也会发生身体依赖，需逐步停药。

丁丙诺非贴剂：丁丙诺啡作为 μ- 阿片受体部分激动剂，具有产生药物依赖及呼吸抑制的风险低等优势。其长效制剂丁丙诺啡透皮贴剂具有 7 天持续释放、依从性高、老年及肾功能不全者不需调整剂量等特点，用于老年慢性非癌痛尤其是慢性肌肉疼痛治疗有明显优势。很多慢性肌肉疼痛指南提出其为控制慢性肌肉疼痛相关疾病疼痛的二线药物，可改善患者生活质量。

根据临床经验，短期应用对乙酰氨基酚或 NSAIDs 对治疗急慢性腰痛及腰骶神经根病有一定作用。对乙酰氨基酚及 NSAIDs 是大多数腰痛患者的一线药物选择。对于没有禁忌证的患者，推荐使用 2 ~ 4 周的 NSAIDs 是较合理的选择。而对于不能耐受或禁用 NSAIDs 的患者，则应选择对乙酰氨基酚。

NSAIDs 可有效缓解亚急性和慢性腰痛的短期症状，急性腰痛患者在服用 1 周后整体症状可明显改善，对乙酰氨基酚和 NSAIDs 在缓解腰痛患者疼痛上无显著差异，但 NSAIDs 不良事件的发生可能会高于对乙酰氨基酚。NSAIDs 对坐骨神经痛也有良好效果。

———————————————< 参考文献 >———————————————

[1] 中国医师协会疼痛科医师分会，国家临床重点专科·中日医院疼痛专科医联体，北京市疼痛治疗质量控制和改进中心.慢性肌肉骨骼疼痛的药物治疗专家共识（2018）.中国疼痛医学杂志，2018，24（12）：881-887.

[2] UHL R L，ROBERTS T T，PAPALIODIS D N，et al.Management of chronic musculoskeletal pain.J Am Acad Orthop Sur，2014，22（2）：101-110.

[3] ABRAMSON S B，WEISSMANN G.The mechanisms of action of nonsteroidal antiinflammatory drugs.Arthritis Rheum，1989，32（1）：1-9.

[4] ANTMAN E M，DEMETS D，LOSCALZO J.Cyclooxygenase inhibition and cardiovascular risk.Circulation，2005，112（5）：759-770.

[5] NISSEN S E，YEOMANS N D，SOLOMON D H.Cardiovascular safety of celecoxib，naproxen，or ibuprofen for arthritis.N Engl J Med，2016，375（26）：2519-2529.

[6] BRUNE K，PATRIGNANI P.New insights into the use of currently available non-steroidal anti-inflammatory drugs.J Pain Res，2015，8：105-118.

[7] 国家卫生健康委员会医管中心加速康复外科专家委员会，浙江省医师协会临床药师专家委员会，浙江省药学会医院药学专业委员会.中国加速康复外科围手术期非甾体抗炎药临床应用专家共识.中华普通外科杂志，2019，34（3）：283-288.

[8] 国家风湿病数据中心，中国系统性红斑狼疮研究协作组.非甾体消炎药相关消化道溃疡与溃疡并发症的预防与治疗规范建议.中华内科杂志，2017，56（1）：81-85.

[9] NISSEN S E，YEOMANS N D，SOLOMOND H，et al.Cardiovascular safety of celecoxib，naproxen，or ibuprofen for arthritis.N Engl J Med，2016，375（26）：2519-2529.

[10] MORÓN MERCHANTE I，PERGOLIZZI JV JR，VAN DE LAAR M，et al.Tramadol/Paracetamol fixed-dose combination for chronic pain management in family practice：a clinical review.ISRN Family Med，2013，2013：638469.https://doi.org/10.5402/2013/638469.

[11] 老年慢性非癌痛诊疗共识编写专家组.老年慢性非癌痛药物治疗中国专家共识.中国疼痛医学杂志，2016，22（5）：321-325.

（冯智英　过建国）

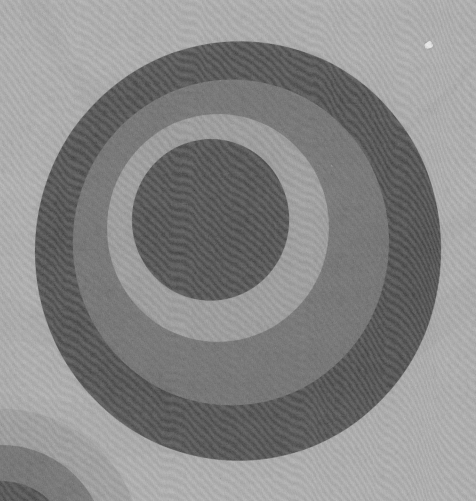

第六章

超声医师颈肩上肢疼痛的防治

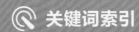

关键词索引

肌筋膜疼痛综合征；颈肩腰背痛；过度使用；生物力学平衡；激痛点；拉伸；康复训练；力量训练；核心稳定

第一节

一个超声医师的疼痛病史

第一幕

"医生，我近期出现了颈项部、右侧肩胛部、肘部、腕部疼痛和久坐后腰酸，尤其是在持续进行超声检查操作一段时间后更加明显，严重的时候根本无法继续工作，而且这种疼痛还会延续到下班以后，直到睡觉，躺到床上很长时间才能逐渐缓解。我自己也针对疼痛部位按摩过，甚至口服药物和外用膏药，虽然可以缓解疼痛，但停药一段时间后疼痛就会复发，再次服用同样的药物和按摩，疼痛却不能缓解了。疼痛严重影响了我的工作和生活，真是苦不堪言，您能帮我解决这个问题吗？"

这是一位超声科主治医师——小张，因为颈肩上肢疼痛到疼痛门诊就诊时的主诉。随即对张医生进行专科体检，体格检查显示头前移，颈椎前伸，上颈段过度后伸，右肩较左肩偏低，圆肩（右侧显著），轻度驼背，骨盆前倾，颈项部、右侧肩胛、肩袖、上肢多部位压痛阳性，腕管综合征体征阳性。张医生的颈椎和肩关节影像学检查显示颈椎生理曲度消失，局部反曲，肩峰肱骨头间隙变窄，冈上肌腱变性。

结合病史和检查初步诊断为：颈肩上肢肌筋膜疼痛综合征。治疗建议：①对症治疗，缓解疼痛，口服 NSAIDs、骨骼肌松弛药物及外用膏药，冲击波治疗；②开始针对性康复训练，恢复颈肩背部生物力学平衡。

第二幕

经 2 周治疗，张医生疼痛明显缓解，已经基本不痛了。嘱其停止药物和冲击波治疗，继续坚持康复训练。半年后张医生再次就诊："医生，4 周前疼痛复发，逐渐加重，现在比上次更严重了，夜间睡眠时疼痛也不缓解，开始出现手麻和手胀的感觉。吃了以前有效的药物，也不见缓解。"

再次做了体格检查，发现生物力学失衡现象较从前更为严重。右肩和腕关节肌骨超声检查发现右侧冈上肌腱和肩胛下肌腱变性，肱二头肌长头腱鞘、肩峰下滑囊和关节腔有少量积液现象，右侧腕管综合征超声征象。

追问病史，问道："您最近有剧烈运动吗？工作忙不忙？"

张医生回答说："前段时间因为科室搬家，经常搬动重物，之后又赶上大规模体检任务，每天要进行超声检查 10 小时左右。"另外，张医生在上次在疼痛门诊诊治后，感觉疼痛完全消失，于是不仅停用了药物，而且因嫌麻烦连康复训练也停了。

根据张医生的病史和检查，初步可以诊断为肌筋膜疼痛综合征复发，病情恶化。治疗措施[1-4]：①对症治疗，缓解症状，激痛点针刺＋冲击波治疗，积液的滑囊和腱鞘糖皮质激素注射治疗，口服 NSAIDs 和外用膏药；②针对性进行拉伸训练和旨在恢复颈肩上肢生物力学平衡的康复训练；③每周复诊 1 次。

第三幕

上次就诊后，张医生定期前来疼痛门诊接受针刺和冲击波治疗，并在医生指导下坚持拉伸和康复训练。1 周后复诊，夜间疼痛缓解。2 周后复诊，疼痛基本消失，仅在长时间超声检查操作时感觉颈项背部酸胀感，夜间和晨起手麻和手胀略缓解。4 周后随访，劳累后颈项肩背部酸胀感和手麻、手胀消失。嘱其坚持恢复颈肩上肢生物力学平衡的康复训练，3~6 个月后复诊进行临床评估及有关影像学检查。

6 个月后，张医生如约前来复诊。他告诉疼痛科医生："这半年内，一直坚持康复训练，现在不仅没有颈肩上肢疼痛了，连以前经常发生的眼睛发胀、头昏和耳鸣也消失了。现在经常加班，连续工作十几个小时，不仅没有诱发疼痛，也不像以前那么疲劳了。同事们都说他精气神很好，像是年轻了 10 岁。"

体格检查发现，张医生的头前移、驼背、圆肩等征象基本消失。影像学检查提示颈椎生理曲度正常，肩峰肱骨头间隙正常，肩关节相关滑囊和腱鞘积液消失，部分原来变性的肌腱病损未见加重。

张医生告诉疼痛科医生："刚开始的时候，我是为了缓解疼痛而不得已去做康复训练，疼痛缓解后，因为有第一次复发的教训，我就咬着牙坚持继续做了 1 个月。坚持做康复训练期间，一切都很好，即使长时间工作也没问题。大概坚持康复训练 2 个多月时，由于生活和工作繁忙，未能坚持康复训练，约 2 周后，所有疼痛症状出现复发迹象，正常工作时就会感觉颈肩上肢疲劳。此后赶紧恢复康复训练，2 周后复发迹象消失，此后未再中断康复训练。现在感觉这个康复训练已经不仅仅是一个防治疼痛的办法，它就像是一个充电装置，每天只要充电一次就能保证一天的精力旺盛。现在康复训练就像吃饭、睡觉一样成了我生活的一部分，我已经不觉得麻烦和辛苦了，反而每天都有点期待，我觉得我对康复训练'上瘾'了。"

第二节

肌筋膜疼痛综合征——生命中无法逃避之痛，您听说过吗？

肌筋膜疼痛综合征是一组由肌肉、筋膜、韧带和骨关节病变引起的以疼痛和功能障碍为临床表现的疾病[2]。与之相比，生活中更常听见的是"筋膜炎、劳损、肩关节周围炎、肱骨外上髁炎、腕管综合征或腱鞘炎"，这些都可以归属到肌筋膜综合征之中。这类疾病的患病率很高，几乎每个人在一生当中都会罹患其中的1个或多个病症，除了中老年人发病率高以外，从事某些特定职业的人群往往也更易受到一些特定的肌筋膜疼痛综合征的困扰。这些肌筋膜疼痛综合征轻者降低生活质量，重者导致患者无法胜任工作，而且反复发作，迁延不愈，愈演愈烈。

那么肌筋膜疼痛综合征是如何发生的呢？从根本上来讲，肌筋膜疼痛综合征的疼痛和功能障碍源于肌筋膜和骨关节的损伤。又是什么原因导致肌筋膜和骨关节损伤的呢？目前的研究认为，人体的生物力学失衡和过度使用可能是造成肌筋膜和骨关节损伤的病因。超声医师由于长期保持坐姿，手臂长时间持握超声探头，十分容易导致颈肩背部和上肢的生物力学失衡，加上长时间的固定姿势和动作，极易造成肌筋膜和骨关节损伤，从而发生肌筋膜疼痛综合征。基于这样的认识，肌筋膜疼痛综合征的治疗通常分为对症治疗和对因治疗两个方面：对症治疗指采用药物、针刺、理疗或推拿按摩等手段，消除局部无菌性炎症、缓解肌肉痉挛、改善局部循环，从而缓解疼痛，改善功能；对因治疗主要采用劳动保护和康复训练，优化日常高频动作模式，恢复生物力学平衡，从根本上消除组织损伤的原因，根治肌筋膜疼痛综合征[1-2, 4-6]。

第三节

超声医师常见的肌筋膜疼痛综合征有哪些？如何自我识别？

一、超声医师常见的肌筋膜疼痛综合征

颈型颈椎病、背部或肩胛部筋膜炎、肩关节周围炎、肩袖损伤、肱骨外上髁炎（"网球肘"）、肱骨内上髁炎（"高尔夫球肘"）、腕管综合征或腱鞘炎（"扳机指""弹响指"）等。

二、如何早期识别肌筋膜疼痛综合征

（一）无症状的生物力学失衡的识别

早期识别生物力学失衡，及早纠正生物力学失衡，将组织损伤消除在萌芽中，此时患者还没有表现出疼痛和功能障碍，属于治未病范畴。此时的治疗显效快，疗效好。超声医师掌握这一方法，可以避免罹患肌筋膜疼痛综合征，健康高效地

从事超声医学工作。

1. 颈项部生物力学失衡的早期识别 [2, 6-7]：处于这种阶段的生物力学失衡，患者日常生活和工作中尚未感觉到明显的疼痛，表面上还处在"健康"状态，但实际上已经发生生物力学失衡，随着累积性劳损或骤然的暴力损伤，随时可能出现足以影响生活和工作的疼痛和功能障碍。

（1）颈椎前屈，如下颌不能接触胸壁。

（2）颈椎后仰时双眼无法正视天花板。

（3）颈椎左右旋转活动度＜60°。

（4）颈椎左右侧屈活动度＜45°。

2. 背部、肩胛部、肩部和手臂生物力学失衡的早期识别如下。

（1）靠墙站立，收下颌，双眼平视前方，足跟、臀部、胸背部紧贴墙壁时，枕部不能接触墙面。

（2）仰卧于地板上，或采用（1）所述体位，双上肢外展90°，屈肘90°，双手掌心朝前（做"招财猫"动作），双侧肩关节、肘关节或腕部不能接触地板或墙壁。

（3）上肢后伸内旋时手指不能触及对侧肩胛骨下角。

（4）上肢上举、后伸和外旋，手从颈枕后方绕过，手指不能摸到下颌。

（5）双手对掌，腕关节背伸，手掌与前臂成角＞90°。

（二）有症状的生物力学失衡

出现上述无症状的生物力学失衡中的一种，并有影响生活和工作的疼痛和功能障碍时，即可认为发生了有症状的生物力学失衡。

第四节
超声医师常见的肌筋膜疼痛综合征的治疗与预防

作为一名疼痛科医师，在长期的临床诊治过程中，遇到了数以千计的各种肌筋膜疼痛综合征患者，深深体会到标本兼治的重要性，但是在真正的临床实践中却不得不面对一个尴尬的现实——"治标容易，治本难"。众多的患者在通过药物、理疗、针刺和推拿按摩后症状多可迅速缓解，但当患者回到日常生活和工作中不久后，多数再次复发。医患双方对肌筋膜疼痛综合征真是"不胜其烦，却又无可奈何"。我们也知道应该标本兼治，才能既迅速缓解症状，又防止复发。医师在实施对症治疗后，通常会嘱咐患者坚持锻炼，也会介绍一些锻炼方法。而患者也能在各种媒介和平台中看到各种各样具有神奇疗效的锻炼"秘籍"和"神术"。但是只要随访一下，就会发现，几乎没有人能够坚持这些锻炼。于是，肌筋膜疼痛综合征无法根治，只能忍受、适应和接受，只能与"痛"共舞，这几乎已成"共识"。为什么这些理论上行之有效的锻炼方法在实际生活中难以做到并持之以恒呢？原因无非两方面，一是锻炼方法过于复杂和高难度，常人很难正确掌握和实施；二是锻炼时非常痛苦，对锻炼者的意志力是极大的考验，常人难以持之以恒。难道就没有简单易行，不是那么痛苦的锻炼方法吗？笔者在数十年肌筋膜疼痛综合征诊疗中，实践过数十种锻炼方法，近年来终于寻找到了一些相对简单易行，容易坚持的锻炼方法。现将其中与颈肩腰背痛相关的锻炼方法逐一介绍，望能帮助读者远离肌筋膜疼痛综合征的困扰。

一、恢复生物力学平衡的锻炼方法 [1, 4]

（一）颈项部疼痛

总时间：30～40分钟。

每天次数：每天早晨或晚上1次，最好是晨起时。

静态背：仰卧，小腿放在椅子或木块上，膝关节呈90°弯曲。双手在身体两侧自然展开。背部贴于地板上，做腹式呼吸，维持这一姿势15～20分钟（图6-4-1A）。

掉落：穿硬底运动鞋，双脚间距与肩等宽，双脚前脚掌站在楼梯边缘上，双手臂向前伸扶住一个固定物，逐渐将身体重心移到足跟上，保持下肢和身体绷直，维持30秒（图6-4-1B）。

静态靠墙（静态壁）：仰卧，屈髋，双腿向上举起，放在墙面上，双足间距与髋同宽，尽量伸直下肢，脚尖勾起，使臀部及大腿后部肌肉尽量贴近墙壁，维持3～5分钟（图6-4-1C）。

坐地板：背靠墙，双脚间距与髋同宽，双下肢伸直，脚尖尽量勾起，枕部、后背和臀部尽量贴近墙壁，上半身保持挺胸收腹的姿势，维持4～6分钟（图6-4-1D）。

青蛙：仰卧，屈髋、屈膝，大腿和双膝外翻，双脚掌相对，靠重力使双下肢垂向地面，维持1分钟（图6-4-1E）。

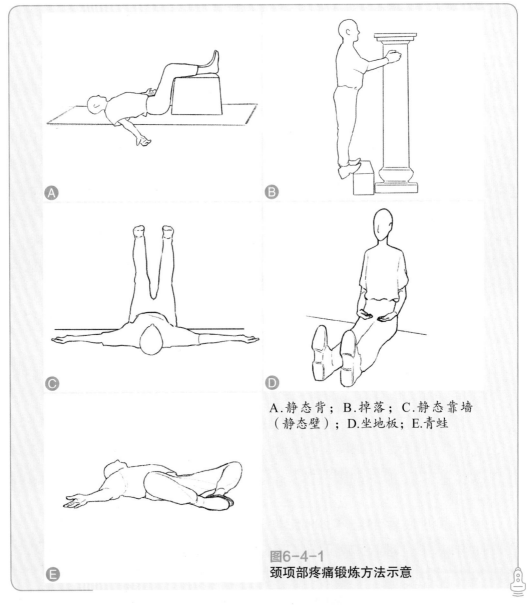

A.静态背；B.掉落；C.静态靠墙
（静态壁）；D.坐地板；E.青蛙

图6-4-1
颈项部疼痛锻炼方法示意

（二）背部疼痛

总时间：疼痛严重时 45～60 分钟，疼痛不严重时 20～30 分钟即可。

每天次数：每天早晨或晚上睡前 1 次，最好晨起时做。

静态背：仰卧，小腿放在椅子或木块上，膝关节呈 90°弯曲。双手在身体两侧自然展开。背部贴于地板上，做腹式呼吸，维持 5～10 分钟（图 6-4-2A）。

反压：采取静态背姿势，双肩外展 90°，双肘屈曲 90°，双手握拳，双肘用力压向地板，双侧肩胛骨向中间靠拢，维持 5 秒，然后放松，重复 15 次（图 6-4-2B）。

套头运动：采取静态背姿势，双手十指相扣，双臂伸直指向天花板，保持双臂伸直，双臂向头侧尽量向上举，手臂尽可能贴近地板，维持5秒，重复15次（图6-4-2C，图图6-4-2D）。

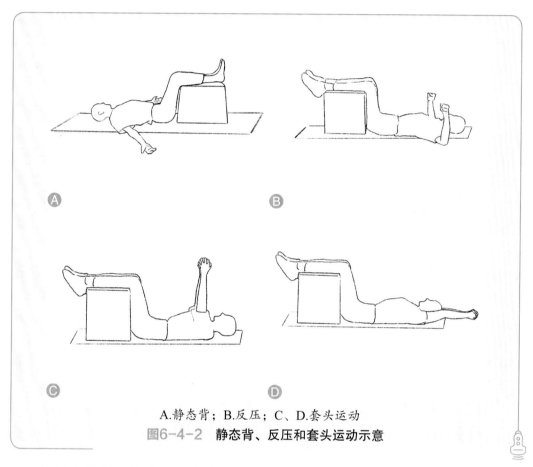

A.静态背；B.反压；C、D.套头运动

图6-4-2　静态背、反压和套头运动示意

地板木块操：俯卧，双脚尖向内扣，双臂伸向头侧，双臂（手腕部）放于15 cm 厚的木块上，双手呈半握拳状，拇指指向天花板，此时全身放松，双腕和前臂、前额、胸骨、双肩、前胸、腹部、胯部放松趴在地板上，维持此姿势1分钟。保持上述姿势，整个手臂向外滑动至45°外展，保持1分钟。保持上述姿势，整个手臂向外滑动至双臂90°外展，保持1分钟（图6-4-3）。

静态伸展：双手扶地，手臂伸直，膝部跪于椅子或木块上，两块肩胛骨凑向脊背中央，放松全身，使腰背部自然塌下，腰背部形成一个向下的弓形。做出上述姿势后，轻轻沿头尾方向来回摆动身体，摆动幅度 10 ~ 20 cm，缓慢摆动 1 ~ 2分钟，15 ~ 20 个来回（图6-4-4A）。

蹲踞：双手抱住柱子，挺胸收腹，双眼平视前方，双脚间距与髋等宽，下蹲至膝关节屈曲90°，维持 1 ~ 2 分钟（图6-4-4B）。

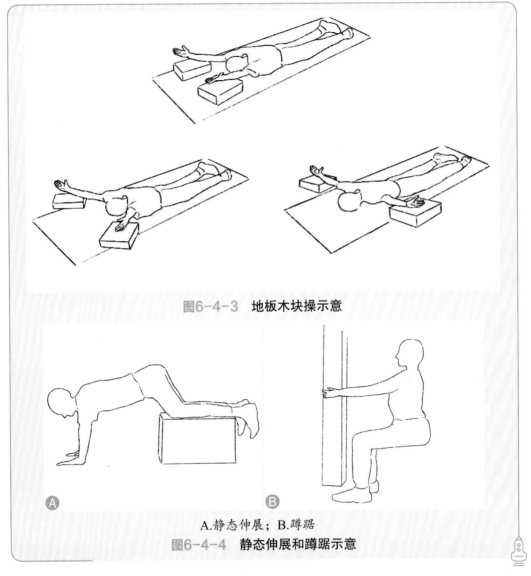

图6-4-3　地板木块操示意

A.静态伸展；B.蹲踞
图6-4-4　静态伸展和蹲踞示意

（三）肩部疼痛

总时间：时间稍长，肩痛严重时可达45～60分钟。不严重时20～30分钟。

每天次数：每天早晨或睡前1次，最好晨起时做。

静态背：仰卧，小腿放在椅子或木块上，膝关节呈90°弯曲。双手在身体两侧自然展开。背部贴于地板上，做腹式呼吸，维持5～10分钟（图6-4-5A）。

仰卧腹股拉伸：仰卧，双脚间距与髋等宽，一条腿屈膝90°，小腿置于凳子或木块上，另一条腿放在地板上，双脚尖指向天花板，双手在身体两侧自然展开，整个背部都贴于地板上，腹式呼吸，维持5～10分钟，然后换另一侧（图6-4-5B）。

空气凳：背及臀部紧贴于墙上，双脚间距与髋同宽，脚尖朝前，逐渐下蹲，双脚向前滑动，直至屈膝 90°，维持此姿势 1 分钟。注意！做完这一动作后需要走动约 1 分钟（图 6-4-5C）。

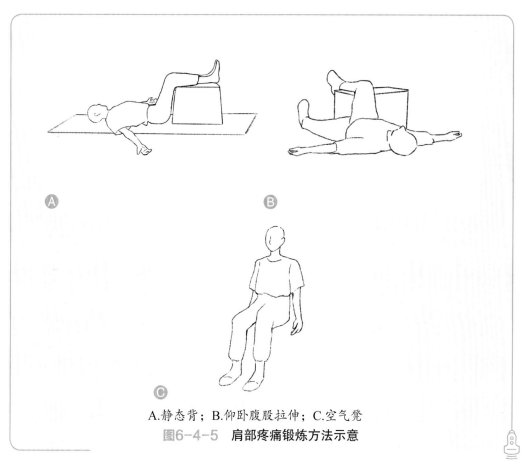

A. 静态背；B. 仰卧腹股拉伸；C. 空气凳

图6-4-5 肩部疼痛锻炼方法示意

（四）肘部疼痛

总时间：疼痛严重时 45～60 分钟，疼痛不严重时 20～30 分钟即可。

每天次数：每天早晨或晚上睡前做 1 次，最好晨起时做。

掉落：穿硬底运动鞋，双脚间距与肩等宽，双脚前脚掌站在楼梯边缘上，双手臂向前伸扶住一个固定物，逐渐将身体重心移到足跟上，保持下肢和身体绷直，维持 30 秒（图 6-4-6A）。

静态伸展：双手扶地，手臂伸直，膝部跪于椅子或木块上，两块肩胛骨凑向脊背中央，放松全身，使腰背部自然塌下，腰背部形成一个向下的弓形。做出上述姿势后，轻轻沿头尾方向来回摆动身体，摆动幅度 10～20 cm，缓慢摆动 1～2 分钟，15～20 个来回（图 6-4-6B）。

弧形运动：一条腿屈膝 90° 跪在条凳上，另一腿站立伸直，弯腰至 90°，屈膝侧手臂伸直支撑在条凳上，另一手五指捏住约 2.5 kg 哑铃，轻轻摆动持哑铃的手臂（弧度不要 > 30°），摆动 20 次，然后换另一侧重复同样动作，每侧做 2 套（图 6-4-6C）。

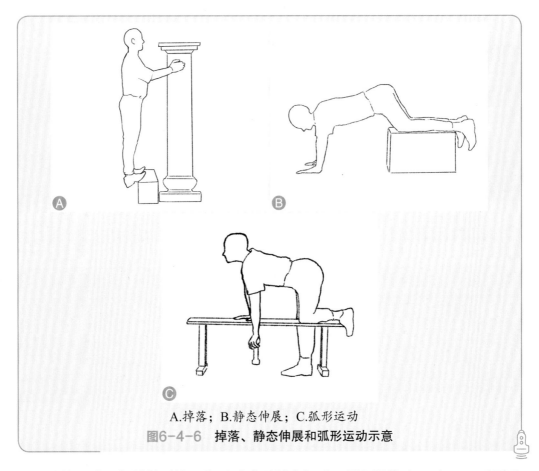

A.掉落；B.静态伸展；C.弧形运动

图6-4-6 掉落、静态伸展和弧形运动示意

臂钟运动：如果做到第三位置时感到肘痛加重，须立即停止，过 1 ~ 2 天再重新开始，如果不痛了，就继续做下去（图 6-4-7）。

第一位置：面向墙壁，双脚尖向内相抵，靠到墙上，手臂伸直，指向 12 点方向，胸腹、手臂和手背（手掌心朝后）贴在墙壁上，大拇指指向身体两侧，维持 1 分钟。

第二位置：站姿同上，双手臂分别指向 10 点及 2 点位置，维持 1 分钟。

第三位置：站姿同上，双手臂分别指向 3 点及 9 点位置，维持 1 分钟。

仰卧腹股拉伸：仰卧，双脚间距与髋等宽，一条腿屈膝 90°，小腿置于凳子或木块上，另一条腿放在地板上，双脚尖指向天花板，双手在身体两侧自然展开，整个背部都贴于地板上，腹式呼吸，维持 5 ~ 10 分钟，然后换另一侧（图 6-4-8）。

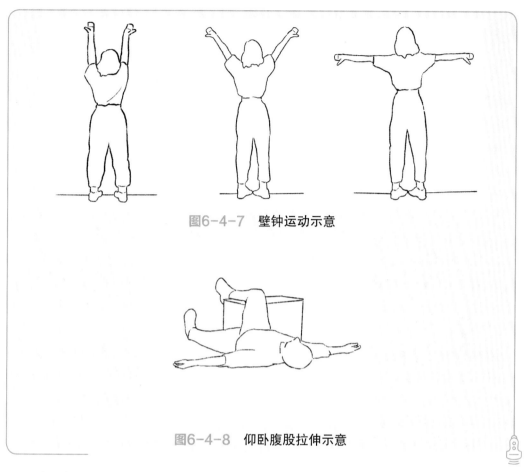

图6-4-7 壁钟运动示意

图6-4-8 仰卧腹股拉伸示意

（五）腕部和手部疼痛

总时间：疼痛严重时 45 ~ 60 分钟，疼痛不严重时 20 ~ 30 分钟即可。

每天次数：每天早晨或晚上睡前 1 次，最好晨起时做。

臂钟运动：如果做到第三位置时感到肘痛加重，须立即停止，过 1 ~ 2 天再重新开始，如果不痛了，就继续做下去（图 6-4-9A）。

第一位置：面向墙壁，双脚尖向内相抵，靠到墙上，手臂伸直，指向 12 点方向，胸腹、手臂和手背（手掌心朝后）贴在墙壁上，大拇指指向身体两侧，维持 1 分钟。

第二位置：站姿同上，双手臂分别指向 10 点及 2 点位置，维持 1 分钟。

第三位置：站姿同上，双手臂分别指向 3 点及 9 点位置，维持 1 分钟。

圆枕上做仰卧腹股拉伸：仰卧，颈后和腰部垫直径 10 cm 圆枕，双脚间距与髋等宽，一条腿屈膝 90°，小腿置于凳子或木块上，另一条腿放在地板上，双脚尖指向天花板，双手在身体两侧自然展开，整个背部都贴于地板上，腹式呼吸，维持 5 ~ 10 分钟，然后换另一侧（图 6-4-9B）。

空气凳：背及臀部紧贴于墙上，双脚间距与髋同宽，脚尖朝前，逐渐下蹲，双脚向前滑动，直至屈膝 90°，维持此姿势 1 分钟。注意！做完这一动作后需要走动约 1 分钟（图 6-4-9C）。

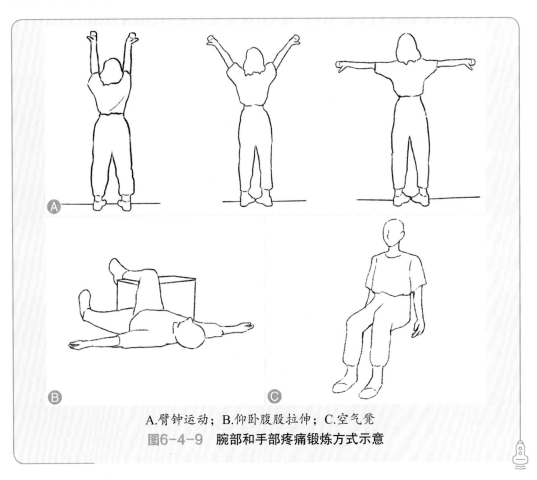

A.臂钟运动；B.仰卧腹股拉伸；C.空气凳
图6-4-9　腕部和手部疼痛锻炼方式示意

（六）腰部疼痛

总时间：20～30 分钟。

每天次数：每天早晨或晚上睡前 1 次，最好晨起时做。

坐姿用膝夹枕头：坐在椅子或凳子前沿，挺胸收腹，双膝间距与髋等宽，屈髋和屈膝 90°，脚尖朝向正前方，双膝间夹一垫枕，两大腿缓慢挤压垫枕，至不能再进一步压缩时缓慢放松复位，腹式呼吸，15 次为 1 套。注意！腹部及背部的肌肉不能介入，只能靠大腿内侧肌肉（图 6-4-10A）。

静态背用膝夹枕头：仰卧，双膝间距与髋等宽，屈髋和屈膝 90°（两侧小腿下方垫木箱或垫枕），脚尖朝向天花板，双手放在腹部或在身体两侧，整个背部都贴于地板上，腹式呼吸，双膝间夹一垫枕，两大腿缓慢挤压垫枕，至不能再进一步压缩时缓慢放松复位，15 次为 1 套，做 3 套（图 6-4-10B）。

改良地板木块操：俯卧，前额接触地板，前胸和肚子贴到地板上，双脚尖内旋相抵，双臂外展 90°，屈肘 90°，双肘放于木块（或垫枕）上，呈"投降（招财猫）"姿势，腹式呼吸，维持此姿势 6 分钟（图 6-4-10C）。

静态伸展（膝部不用木块垫高）：双手扶地，双膝跪在地板上，两块肩胛骨凑向脊背中央，放松全身，使腰背部自然塌下，腰背部形成一个向下的弓形。做出上述姿势后，轻轻沿头尾方向来回摆动身体，摆动幅度 10~20 cm，缓慢摆动 1~2 分钟，15~20 个来回（图 6-4-10D）。

空气凳：背及臀部紧贴于墙上，双脚间距与髋同宽，脚尖朝前，逐渐下蹲，双脚向前滑动，直至屈膝 90°，维持此姿势 1 分钟。注意！做完这一动作后需要走动约 1 分钟（图 6-4-10E）。

静态背：仰卧，小腿放在椅子或木块上，膝关节呈 90° 弯曲。双手在身体两侧自然展开。背部贴于地板上，做腹式呼吸，维持 5~10 分钟（图 6-4-10F）。

仰卧腹股拉伸：仰卧，双脚间距与髋等宽，一条腿屈膝 90°，小腿置于凳子或木块上，另一条腿放在地板上，双脚尖指向天花板，双手在身体两侧自然展开，整个背部都贴于地板上，腹式呼吸，维持 5~10 分钟，然后换另一侧（图 6-4-10G）。

空气凳（第二套）：背及臀部紧贴于墙上，双脚间距与髋同宽，脚尖朝前，逐渐下蹲，双脚向前滑动，直至屈膝 90°，维持此姿势 1 分钟。注意！做完这一动作后需要走动约 1 分钟（图 6-4-10H）。

二、维持生物力学平衡的锻炼 [5, 8]

经过针对性的拉伸锻炼，身体生物力学平衡恢复后，疼痛和功能障碍均会消失。但长期的固定姿势和骤然暴力损伤仍有可能导致疼痛复发。针对性地强化腰背、颈肩和上肢的肌肉力量可有效避免超声职业损伤相关的疼痛复发。鉴于有关力量训练相对较复杂，需要较大篇幅才能阐述清楚，本章仅就力量训练的目标做一简要提示，如需进行有关力量训练请参照有关专业书籍或在专业人员指导下进行。以下是针对超声职业损伤的防治需要强化的部位。

- 增强核心稳定肌力量锻炼
- 增强肩部稳定性锻炼
- 增强肘部稳定性锻炼
- 增强腕和手的稳定性锻炼

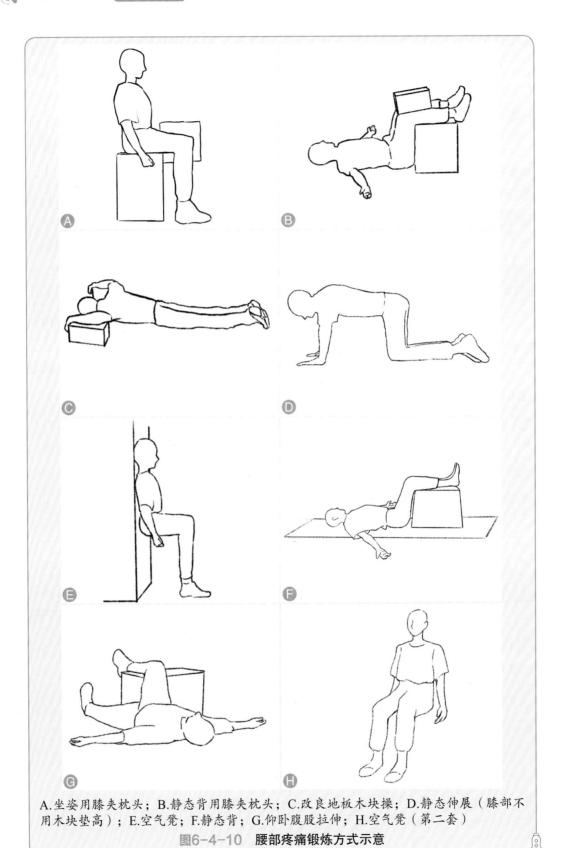

A.坐姿用膝夹枕头；B.静态背用膝夹枕头；C.改良地板木块操；D.静态伸展（膝部不用木块垫高）；E.空气凳；F.静态背；G.仰卧腹股拉伸；H.空气凳（第二套）

图6-4-10　腰部疼痛锻炼方式示意

参考文献

[1] CRAIG W.Muscular retraining for pain-free Living.Boston & London：Trumpeter，2012.

[2] SIMONS D G，TRAVELL J G，SIMONS L S.肌筋膜疼痛与功能障碍——激痛点手册.2版.赵冲，田阳春，译.北京：人民军医出版社，2014.

[3] 邢更彦.骨肌疾病体外冲击波疗法.2版.北京：人民军医出版社，2015.

[4] EQOSCUE P，GITTINES R.无痛——消除慢性疼痛的方法.张象济，译.天津：天津科技翻译出版公司.

[5] CHEW M.The permanent pain cure：The breakthrough way to heal your muscle and joint pain for good.America：Mc Graw Hill，2009.

[6] THOMAS W M.解剖列车.关玲，周维金，翁长水，译.北京：军事医学科学出版社，2015.

[7] JOHNSON J.姿势评估：治疗师操作指引.张君雅，译.台湾：合记图书出版社，2014.

[8] 斌卡.硬派健身.长沙：湖南文艺出版社，2016.

（田素明）

第七章

超声医师日常康复训练

关键词索引

核心稳定；呼吸训练；坐姿；拉伸；拉伸原则；姿势纠正；损伤预防；训练动作；训练原则；腰肌劳损；颈椎病；腰椎间盘突出症；肩部症状；颈源性头痛；肌腱病；神经卡压综合征；斜角肌综合征

第一节

为什么受伤的总是我？

与超声科同事的不解之缘。

康复治疗门诊室一如既往地规律而繁忙，这一天的平淡被一个身穿白大褂、踏着匆忙脚步而入的同事打破。这位愁眉苦脸的同事，一进门便开口抱怨："医生医生，我的脖子快把我折磨死了，怎么办？"

我停下了手头的工作，抬起头仔细打量了一下站在我面前的这位同事，乍看之下年轻健壮，其实却明显有着并不健康的体态姿势，尤其是颈部。我们称之为"头前探（forward head）"或"鹅颈"。但仅作为初步判断，尚不能断定颈痛来源于此。

经过了解，这位任医生来自于超声科，已在超声科岗位工作近 10 年，每天上班一坐下就是面对屏幕连续工作几个小时，忙的时候甚至连上厕所的间歇都没有。他继续说道："我知道长时间对着屏幕肯定对脖子不好，所以我平时还有在健身房健身，本以为动一动总会好一点，可我发现最近越来越严重了。"

他边说着边用手使劲拍了拍脖子道："现在我根本坚持不了多久，顶多一个小时吧，这脖子就酸胀得一塌糊涂，连带着头也痛，严重影响继续工作，太痛苦了！"

随即，我对任医生进行了专业的康复评估和物理学测试，基本可以断定这位超声同事的颈痛来源于姿势不良。

"您的脖子，俗称'鹅颈'，会导致颈椎间盘、小面关节及周边的肌肉压力剧增，好在目前并没有产生这些组织的实质性病变，"我进一步解释，"您的不良姿势可能来源于两个方面，最主要的是工作性质，其次是你的健身动作。"

他惊讶地看着我，不敢相信健身反而还加速了不良姿势的进展。随后，我为他开具了一份详细的运动康复处方，包括治疗性训练和必要的理疗处理。介入后的第三天，他反馈症状好多了，脖子舒服多了，但是我发现任医生对康复训练的自觉度和参与度也明显下降了。

果不其然，5 天的理疗疗程结束后不到一周，任医生又来到了我的诊室。还没等他开口，我便先泼了冷水："是不是好了一周不到又复发了？"

他无奈地诉苦道："唉，为什么受伤的总是我！"

我直言："您之前感觉症状明显减轻，主要是因为理疗在很大程度上缓解了您的症状，如果您仅依靠被动治疗，不良姿势并没有本质的改善，脖子痛迟早还会找上门。康复训练才是根本方法，训练不能停！"

任医生苦笑一声："看来还真不能偷懒，健康掌握在自己手中。"

此后，任医生坚持完成了为期 6 周的康复训练，不良姿势获得了明显的改善，颈痛也不再复现。虽然脖子的问题解决了，任医生对康复训练似乎仍存有疑惑，他忍不住问道："我还是不太明白，同样都是训练，为啥您说我在健身房自己练反而加剧了不良姿势，而您给我开具的康复训练处方就能帮助我？"

"暂且抛开您在健身房锻炼时的动作正确性不谈，您在锻炼的目标肌肉选择往往存在更大的问题。说白了，有些肌肉应该被拉伸，有些肌肉应该被强化。有的放矢的训练，身体才能获得收益。"

这是我接诊的第一位超声科同事，信任也从此开始建立。此后，任医生打开了我跟超声科同事亲密接触的大门。在任医生的推荐下，毫不夸张地说，几乎我每周的康复门诊里，总有一位患者是超声医师，病因大都是头痛、颈痛、肩痛、腰痛、腱鞘炎、各种肌肉劳损、肌肉僵硬……

幸运的是，我接诊的大多数超声科同事的肌骨疼痛情况都不太需要特别的康复手法治疗介入，仅通过科学合理的日常康复训练就可以很好地解决。故将适用于超声医师的安全高效、简单易学的日常康复训练整理于此章内。没有明显不适的读者可以通过练习本章内所列的训练内容来预防职业损伤的发生，已经存在肌骨疼痛的读者可以通过练习本章内所列的相应训练内容来改善症状。

第二节
超声大侠康复秘籍动作库

一、得心法

所谓心法——"谓心虽无形质，而有觉知之用，以能缘虑分别，名之为心，即意识也"。

借用心法的概念，笔者想说明的是，其实我们的身体也有"意识"，即我们常听到的所谓"核心稳定"[1-2]。已有很多的研究证实，身体核心越稳定，运动能力越强，对身体结构的保护能力越好，人体体态姿势也越漂亮。

（一）超声大侠工作时也需要核心保护吗？

这里不得不特别提一下，就动态而言，越是高难度的动作，越需要核心稳定的参与。卧位最稳定，核心几乎不需要再额外参与稳定身体；跑、跳、打球等运动，核心则要花大力气参与稳定身体。虽然这一切我们自己并无明显的感知，但身体"意识"一直在努力工作。再来谈谈"坐位"，这是个比较有意思的体位姿势。

相较于卧位，坐位没有那么稳定，核心需要额外参与稳定身体，同时，又由于坐位的特点，身体核心在这个体位姿势下较难被激活。坐位让身体处于尴尬的境地，这也是久坐尤其容易导致各种肌骨疼痛的原因之一。

（二）那么究竟如何强化我们的"核心"？

越来越多的研究表明，身体核心稳定的关键，来自于我们身体里一块并不被重视的肌肉——膈肌（图7-2-1）。膈肌是呼吸肌，换言之，核心的激活存于我们每次的呼吸吐纳之间，调整呼吸模式，通过呼吸训练激活膈肌，可以强化我们的身体"意识"，激活我们的核心。

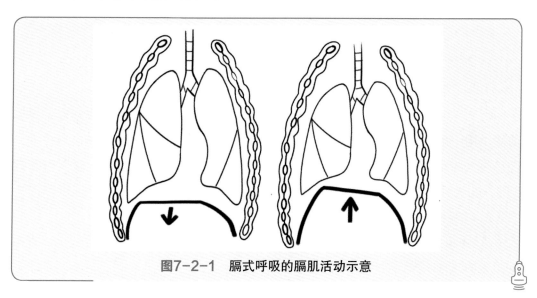

图7-2-1 膈式呼吸的膈肌活动示意

（三）我们的呼吸方式正确吗？

呼吸的方式大概分为3类：腹式呼吸，胸式呼吸，以及联合呼吸。除此以外，大家可能还会听说过类似"反式呼吸"等比较特别的模式，但诸如此类较为特殊的呼吸方式，均不推荐随意进行自主学习或使用。回到本章列举的3种呼吸方式，大家可以先测试一下自己属于哪一种。腹式呼吸：呼吸时，腹部规律地隆起回缩，胸廓几乎不动；胸式呼吸：胸廓规律地上抬下降，腹部几乎不动；联合呼吸：腹部与胸廓随着呼吸一起运动。大多数人属于联合呼吸，其次较多的是胸式呼吸，腹式呼吸的人群最少，而我们最推荐的恰恰是腹式呼吸。图7-2-2所示即为典型的胸式呼吸模式，以及可能产生的身体改变，这个姿势就是本章开篇所提到的头前探。而腹式呼吸，用到的正是我们的膈肌，正如前面所提到的，它是身体核心的关键所在。综上所述，腹式呼吸模式，不仅不会引起类似于长期胸式呼吸所带来的异常姿势，而且能很好地锻炼到我们的膈肌。

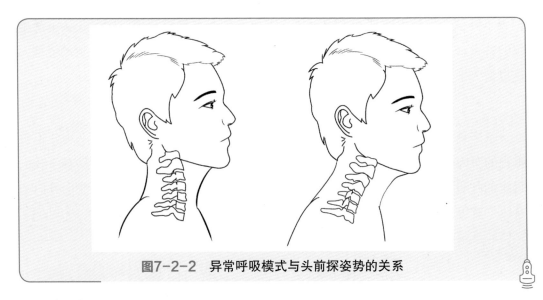

图7-2-2 异常呼吸模式与头前探姿势的关系

（四）呼吸训练方案

1. 呼吸模式再学习——膈肌激活：学习腹式呼吸模式，取坐位或站位，身体前倾，用一侧前臂支撑身体，另一侧手轻放在腹部感受呼吸。自然轻松地呼吸，经鼻吸气时胸廓放松，将自己的腹部隆起，吸足量后用嘴缓缓吐气。吸气时默数到3，吐气时默数到6。每天数次，直至很好地掌握。

2. 呼吸模式强化——膈肌训练。

（1）可用不同规格的气球进行呼气肌训练，用鼻深吸一口气（腹式），将不同阻力的气球吹鼓，过程缓慢，直至一口气吐尽。

（2）也可在距离身体30 cm处固定纸片，用鼻深吸一口气后（腹式），吹出空气至纸片扇动，尽可能维持较长时间，并将气吐尽。

（3）通过龇牙的方式进行呼吸肌训练，分两种方式：①用力快速呼气，在尽可能短的时间内将气体呼尽；②有控制地呼气，8秒、12秒、20秒等不同的时间长度下，把气呼尽。

注意，以上训练，吸气时均需采用腹式呼吸模式，所以一切的前提是必须学会如何腹式呼吸。每次的训练时间，根据阻力不同而有区别，以力量训练为目的时，选择较大阻力，每次训练15分钟，隔天1次；以耐力训练为目的时，选择较小阻力，每次训练30分钟，每周3次。整个训练计划里面，力量和耐力训练都要包含。就像是学习任何一个武林秘籍，"得心法"都是首要条件，非常重要，因此笔者把激活核心的呼吸训练放在整个训练计划的最前面。此外，一旦成功掌握腹式呼吸，即能熟练并且有力地进行时，便要把这个呼吸方式结合到后面提到的每一个运动中，这一点非常关键。所以，学习"心法"虽然比较枯燥，但是作为秘籍里的根基，一定要重视，耐下心来，学好"心法"。

二、修筋骨

修筋骨，指的就是调体态。将我们的肌肉骨骼系统调整到一个不容易受伤的良好状态，重新建立人体结构的平衡性，预防职业损伤的发生。针对超声大侠，需要修炼的"筋骨"包括工作时的正确坐姿，以及恢复失衡的肌肉结构。

（一）正确坐姿

学会工作时的正确坐姿，是超声大侠们首先要学会的"修筋骨"技能。本章中所要求的正确坐姿没有固定的数值，只需满足以下几点。

（1）骨盆处于中立位，不过度前倾，不过度后倾，具体如何寻找这个点，可以参照以下方式：先用最懒散的姿势坐在椅子上，含胸弓背塌腰，然后尽最大努力挺直腰背，反复3~5次，直到整个过程做起来非常顺畅；此后继续回到懒散姿势，接着单纯将腰部挺到最直（图7-2-3），上半身跟随骨盆一起动即可，不必刻意挺直，同样反复3~5次，直到整个过程做起来非常顺畅；最后，再次回到懒散姿势，此时先保持骨盆不动，将上半身微微挺直，具体幅度以自己觉得舒适为标准，然后上半身保持住该姿势，再将腰部微微挺直至骨盆处于中立位附近时停止并保持，可通过双手放在骨盆两边来调整中立位。此刻，便已完成了正确的骨盆中立位姿势。

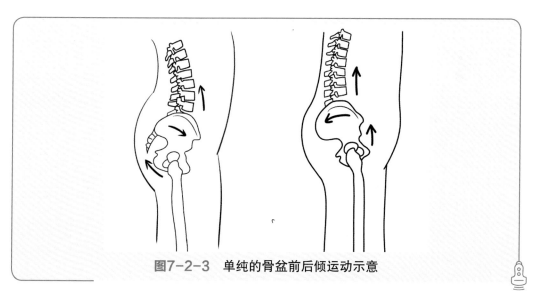

图7-2-3　单纯的骨盆前后倾运动示意

（2）如果做到了以上步骤，说明已经成功完成了90%的正确坐姿，最后，在此基础上，将头部连同脖子微微回缩至脊柱正上方即可（图7-2-4）。若发现维持某一个所谓正确的姿势十分费力，且难以坚持，则说明这个姿势目前并不适合，或者这个姿势本身可能存在问题。在尝试正确姿势的同时，一定要试着寻找自己舒适的姿势区间，并循序渐进地进步，才是合理的姿势调整。另外，值得一提的是，有研究发现，持续坐位超过 50 分钟后，就会对脊柱结构造成伤害，虽然研究内未提到坐姿的问题，本章仍然建议各位超声大侠在可能的情况下，尽量能在 50 分钟后找个间隙起来走一走动一动。

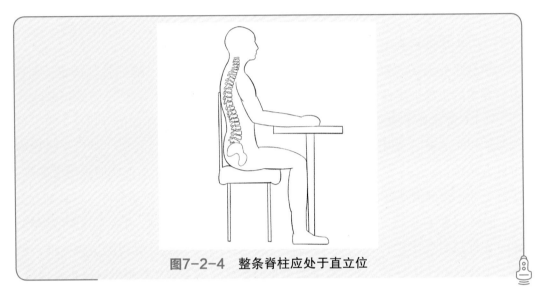

图7-2-4　整条脊柱应处于直立位

（二）精准拉伸

人体大大小小的骨骼肌有 600 多块，如何在有限的时间内进行高效的精准拉伸显得十分必要。何为精准拉伸？首先，要做到拉伸的目标肌肉选择得十分精准，其次，要做到拉伸的动作做得十分精准。举个例子，很多超声大侠普遍存在的一个肌骨问题就是肩膀酸胀，因此，很多大侠都喜欢拉伸斜方肌。事实上，在很多情况下，斜方肌是在被拉伸状态下持续受力，从而导致酸胀不适，如果企图通过继续拉伸斜方肌来缓解酸胀感，拉伸完毕之后确实会舒服一些，但久而久之，斜方肌的状态会变得越来越差，症状也会变得越来越明显。本章根据超声大侠工作时的姿势状态，遴选出了以下几组目标肌肉，有选择性地对其进行精准拉伸。

1. 拉伸的基本原则如下。

（1）拉伸训练应当在热身后进行，可选择原地小跑或跳绳等运动进行热身，活动至微微出汗即可。

（2）被拉伸的肌肉需要一端固定，只对另一端进行牵拉。

（3）拉伸跨多关节的肌肉时，需固定其中一个关节（一般取近端固定），只对另一个关节进行操作。

（4）拉伸时需缓慢进行，拉伸幅度以疼痛评分表（0~10分制）内的3分为限度进行（图7-2-5），切忌在拉伸时过度用力。

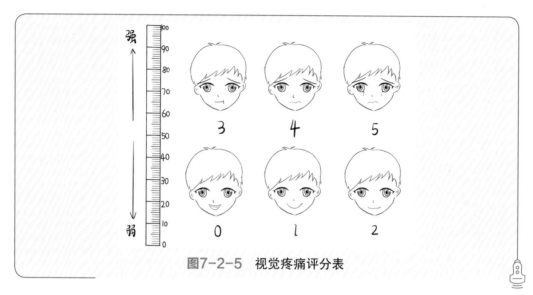

图7-2-5　视觉疼痛评分表

（5）拉伸时，每个动作维持30秒~1分钟，间歇30秒，持续5次为1组，重复3组为1次完整的肌肉拉伸训练，每天可进行1~3次，每周选择至少5天完成完整的拉伸练习。

（6）鉴于超声大侠常常是一侧手执探头操作（以右侧为多），因此工作侧上肢的拉伸较另一侧应适当增加频次，一般（以右侧为例）右侧：左侧为3：1，这是单次训练的频次，单次拉伸的时间相同（30秒~1分钟），即在单次的拉伸训练中，右侧肌肉群拉3次，左侧拉1次，此为3：1。

（7）拉伸时，配合缓慢而深长的腹式呼吸。

（8）本章所指拉伸包括肌肉拉伸和神经拉伸，神经拉伸时不得强度过大，当拉伸动作引起轻微胀麻的感觉时即已达到活动范围的终点，随着练习的进行，范围会逐渐扩大，也代表着目标神经束的活动性增加。

（9）拉伸训练的1个周期为3周，因此为获得最大的身体收益，应至少进行3周及以上规律的拉伸训练。

（10）本章的拉伸训练动作库包括针对肌肉的拉伸与神经系统的拉伸，并已分别编写了相应的动作库，供读者参考。

2. 肌肉拉伸动作库如下。

（1）枕后肌群拉伸：由于枕后肌群的特殊性，虽也有针对该肌群的拉伸方法，然而临床使用中的操作并不容易掌握，因此相较于拉伸，可通过按压式筋膜松解法（缺血性压迫手法）配合主动缩脖子训练，来使枕后肌群放松。具体方法：找到枕后肌群所在位置，用矿泉水瓶装满温水，置于枕后肌群处，可仰卧压迫也可站立位靠墙压迫，每次1~2分钟，力度适中，放松1分钟后反复3~5次。

拉伸方法：首先尽可能低头，用下颌尽力去触碰胸骨，至极限位后，双手示指、中指、环指三指分别置于枕骨后下缘两侧，随后缓缓用力将枕骨向头顶方向拉伸，至枕下肌群出现明显的拉伸感后停止（图7-2-6）。

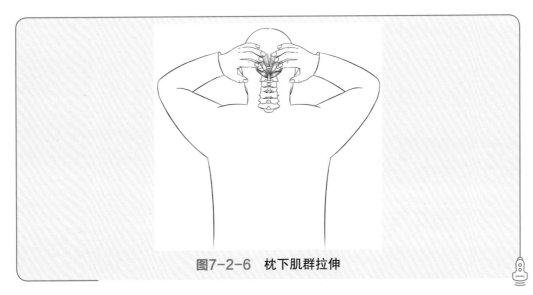

图7-2-6　枕下肌群拉伸

（2）斜角肌拉伸：以右侧为例，取坐位，右手拉住座椅，下沉并固定右侧肩部，上半身挺直并始终维持脖子回缩状态，头向右侧旋转并向左侧侧屈，至右侧前中斜角肌出现明显的拉伸感后停止（图7-2-7）。

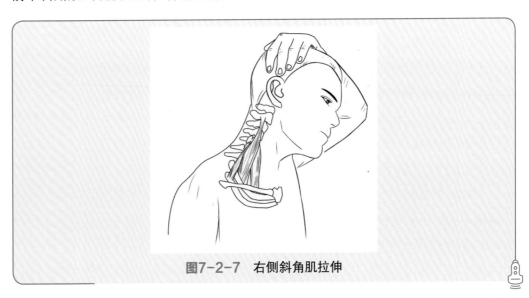

图7-2-7　右侧斜角肌拉伸

（3）胸锁乳突肌拉伸：以右侧为例，首先找到胸锁乳突肌在锁骨上的止点，双手重叠轻按固定，头部向后向左运动，至右侧胸锁乳突肌出现明显的拉伸感后停止（图7-2-8）。

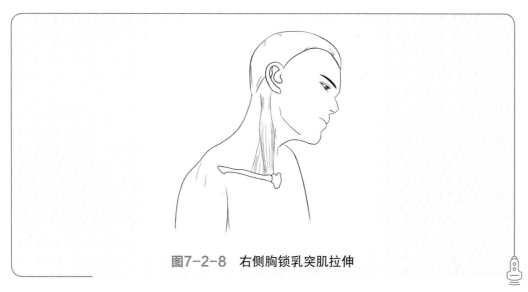

图7-2-8　右侧胸锁乳突肌拉伸

（4）肩胛提肌拉伸：以右侧为例，取坐位，右手下垂拉住凳子固定，将头部面向左下（向左旋转、向左侧倾、向下屈曲），并用左手轻轻施压，至右侧颈后出现明显的拉伸感后停止（图7-2-9）。

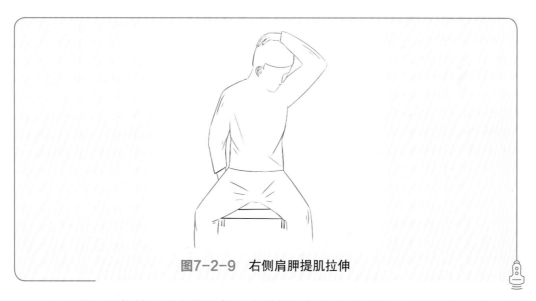

图7-2-9　右侧肩胛提肌拉伸

（5）背阔肌拉伸：以右侧为例，右手抓住门把手或墙沿，左手扶墙支撑，身体后退至右手臂伸直，左脚向前向右侧跨出呈弓箭步状，身体稳定住后，髋部重心向右侧移动，至右侧背阔肌出现明显的拉伸感后停止（图7-2-10）。

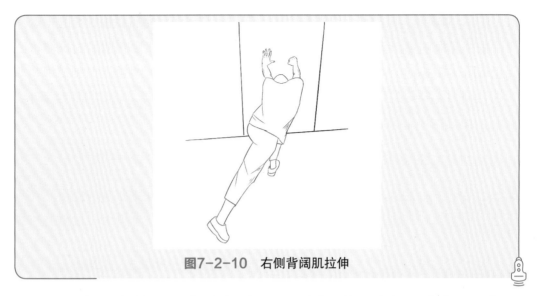

图7-2-10 右侧背阔肌拉伸

（6）胸肌群拉伸：可双侧同时进行，取一墙角，将双手放置于相邻两面墙上，身体向墙角靠近，至两侧胸部出现明显的拉伸感后停止。双臂的摆放可取 120°、水平 90°、60° 这 3 个位置，以拉伸胸肌群的各个不同部分（图 7-2-11）。

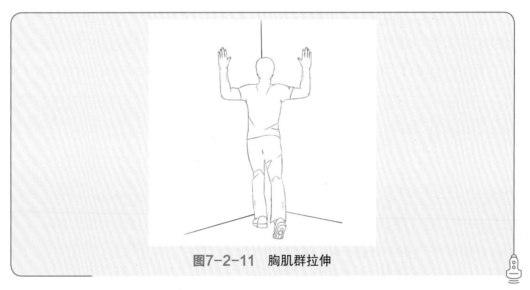

图7-2-11 胸肌群拉伸

（7）肩部后侧软组织拉伸：圆肩是最为常见的肩部姿势异常，同时也是很多肩部疼痛损伤的罪魁祸首。根据研究发现，肩部前突（盂肱关节前移）与肩关节后下侧软组织（以肩关节后下侧关节囊韧带为主）的短缩高度相关。以右侧为例，将右侧上臂交叉至对侧，左手固定右侧肘关节，将肘关节向上、向后、向左推拉，同时，右侧有意识地沉肩，至右侧肩关节后下侧出现明显的拉伸感后停止（图 7-2-12）。

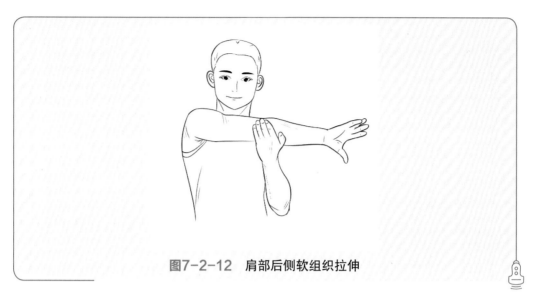

图7-2-12　肩部后侧软组织拉伸

（8）腕部耐受力拉伸：腕部拉伸的动作比较简单，如图 7-2-13 所示操作即可。然而，由于超声大侠工作时长期操作电脑和探头，相较于拉伸，更需要提升腕部的耐受力，具体操作：面向墙面，手指向下，将手背或手掌（两个都要做）压于墙面，手臂伸直并与水平面平行，后逐步将体重前移至手腕部，切忌力度过大，应当循序渐进，每次维持 1 分钟，放松 1 分钟，反复 3 ~ 5 次。

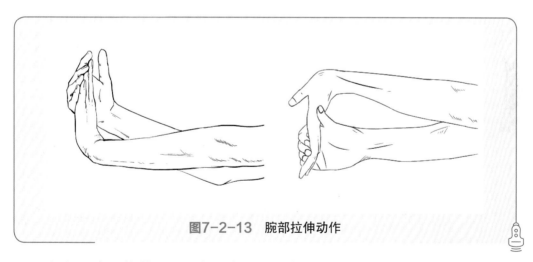

图7-2-13　腕部拉伸动作

（9）股直肌拉伸：以右侧为例，取左侧下肢弓箭步，上半身挺直，右手将右侧脚踝拉住后贴向右侧臀部，至右侧大腿前侧出现明显的拉伸感后停止（图 7-2-14）。

（10）髂腰肌拉伸：以右侧为例，取左侧下肢弓箭步，右侧下肢后撤，上半身保持挺直，骨盆前移，至右侧髋前侧出现明显的拉伸感后停止（图 7-2-15）。

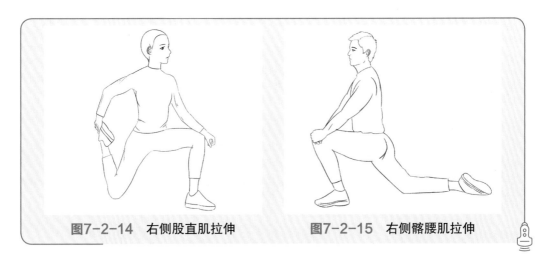

图7-2-14　右侧股直肌拉伸　　　　图7-2-15　右侧髂腰肌拉伸

（11）臀肌群拉伸：以右侧为例，坐于椅子上，将右侧下肢搁至左膝上，右手固定住右膝并轻轻下压，左手固定住脚踝，身体向前倾，至右侧臀部出现明显的拉伸感后停止（图7-2-16）。

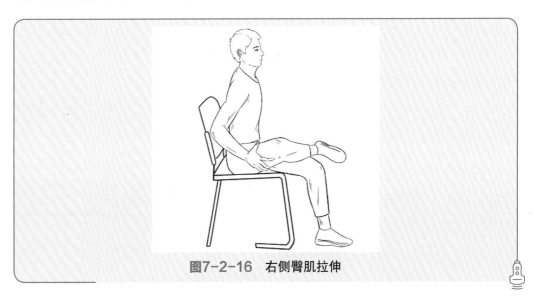

图7-2-16　右侧臀肌拉伸

（12）腘绳肌拉伸：以右侧为例，右侧下肢伸直后，将足踝置于台阶上，保持腰部绷紧后，身体前倾，至右侧大腿后侧出现明显的拉伸感后停止（图7-2-17）。

（13）小腿三头肌拉伸：以右侧为例，双手扶墙，取左侧下肢弓箭步，右侧下肢后撤，足底贴地并保持不动，身体前移，至右侧小腿出现明显的拉伸感后停止（图7-2-18）。

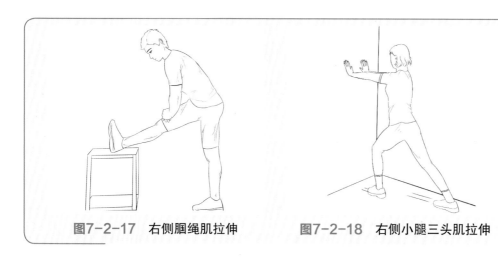

图7-2-17　右侧腘绳肌拉伸　　　　图7-2-18　右侧小腿三头肌拉伸

3. 神经系统拉伸动作库如下。

（1）臂丛神经拉伸：以右侧为例，取坐位，头部左侧屈，左手置于右肩并轻轻下压固定，右侧上臂上举略高于水平面，肩关节外旋、屈肘、前臂外旋、手掌背屈并尺偏，这是起始位，随后在其余关节位置保证不变的情况下，缓慢将右侧肘关节伸直，至出现轻微神经牵拉感后回到初始位，反复进行2分钟。

（2）坐骨神经拉伸（复合硬脊膜紧张体位）：取坐位，含胸驼背低头，双手置于腰部，交替将一侧下肢膝关节伸直，并始终保持踝关节背伸，反复进行2分钟。

三、习功夫

习功夫，指的就是对肌肉的训练。本章设计的方法除部分重点肌肉的孤立训练外，主要以复合式的训练动作为主，目的包括纠正不良姿势，以及缓解和预防超声大侠的职业性肌骨系统损伤。

（一）习功夫的基本原则

1. 训练时不能引起明显的不适或疼痛。

2. 训练阻力建议控制在以能完成标准动作15次左右为宜，阻力提升可借助弹力带、沙袋等小器材，或相互帮助抗阻。

3. 每个动作15次，完成3～5次为一组，每天一组，隔1～2天训练一次，每周至少训练3天，为使身体获得最大收益，至少持续6周。

4. 训练时，组间休息时间建议控制在1分钟左右，最长不宜超过2分钟。

5. 训练起初，肌肉可能会出现酸痛现象，为正常生理反应，通常在2～3天后会消失，每次进行力量训练后的第二天或隔天出现目标肌肉的轻微酸痛是个良好的现象。

（二）训练动作库

1. 姿势纠正性训练方法如下。

（1）天使飞训练法[3-5]：身体背贴墙站立，双脚略往前，微微下蹲，双肩尽可能打开往后贴墙，双臂打开，屈肘并贴于墙面，肩外旋至极限后保持，双臂贴墙上举至最高，后回复至初始位（动图7-2-19）。15～20个为1组，每次3～4组，每天3次，或久坐后练习1次。

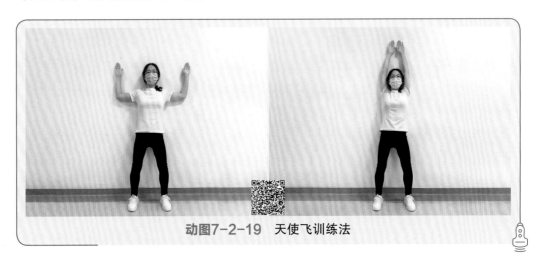

动图7-2-19　天使飞训练法

（2）面墙蹲起训练法：面墙站立，双脚分开与肩同宽，足尖抵住墙面，双臂打开，手掌轻贴于墙面，挺直腰背后缓慢下蹲至所能达到的极限，后回复至站立位。注意整个过程，膝盖不要内扣，稳住身体不能跌倒，面部不能碰触到墙面，尽最大努力做最大幅度的蹲起动作（动图7-2-20）。15～20个为1组，每次3～4组，每天3次，或久坐后练习1次。

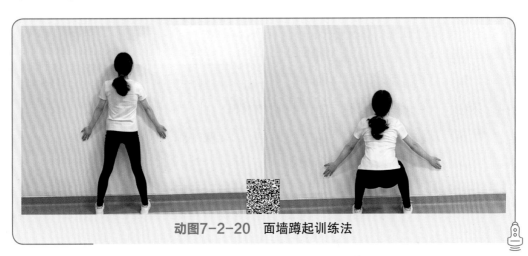

动图7-2-20　面墙蹲起训练法

2. 职业性损伤预防和治疗性训练方法如下。

（1）缩脖子运动[6-7]：该动作可预防并缓解头颈部不适，包括颈椎间盘源性疼痛、颈部肌肉僵硬、头胀等，并帮助身体形成良好的姿势体态。保持躯干不动，头部水平往回缩，注意头部不要后仰或点头（动图7-2-21）。30 ~ 50 个为 1 组，每次 1 ~ 2 组，每天 3 次，或久坐后练习 1 次。

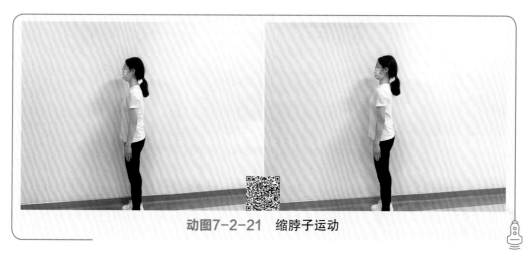

动图7-2-21　缩脖子运动

（2）前锯肌强化训练[8-10]：该动作可预防并缓解肩部不适，包括肩峰下撞击综合征、斜方肌紧张等，并能帮助身体形成良好的姿势体态。双臂前举过水平，然后双肩朝着手臂的方向向前延伸到最大，维持该姿势下，双臂上举过头顶至最高后，回复到初始姿势（动图 7-2-22）。15 ~ 20 个为 1 组，每次 3 ~ 4 组，每天 3 次，或久坐后练习 1 次，后期可在手上加负荷，如手握哑铃。

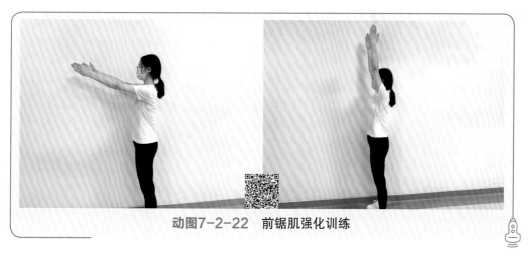

动图7-2-22　前锯肌强化训练

（3）肌腱离心收缩运动：该动作主要用于预防并缓解腕部肌腱炎、"网球肘"及"高尔夫球肘"等末端病。以前臂伸肌为例，先通过另一侧手辅助将训练侧手伸展到顶点，然后辅助手松开，训练侧手缓慢放下哑铃（动图 7-2-23）。15 ~ 20 个为 1 组，每次 3 ~ 4 组，每天 3 次，练习过程中，应以产生轻度酸痛为最佳。

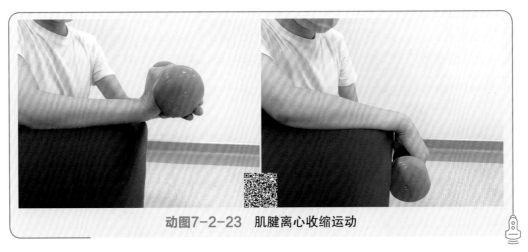

动图7-2-23　肌腱离心收缩运动

（4）蚌壳运动[11]：该动作可预防并缓解腰臀部不适，并能保护身体在运动中不易遭受踝扭伤、膝关节疼痛等下肢问题，可反射性地对小腿起到放松作用。侧卧位，屈髋屈膝（膝关节约90°），并使足部与臀部在一直线位，然后缓慢打开双膝，保持身体不动，双足贴合（动图 7-2-24）。15 ~ 20 个为 1 组，每次 3 ~ 4 组，每天 3 次，后期可在膝关节处加负荷，如弹力带等。

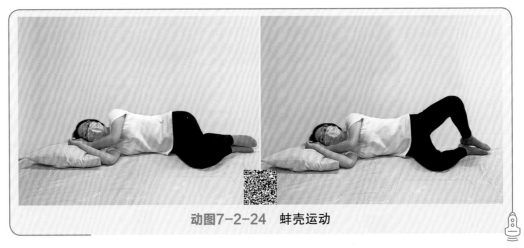

动图7-2-24　蚌壳运动

（5）桥式运动[12]：该动作可预防并缓解腰臀部不适，并能帮助身体形成良好的姿势体态。仰卧位，屈髋屈膝，双足跟离臀部大约一个脚掌的距离，然后抬起臀部至最高（动图 7-2-25）。15 ~ 20 个为 1 组，每次 3 ~ 4 组，每天 3 次，后期可在腹部加负荷，如哑铃片。

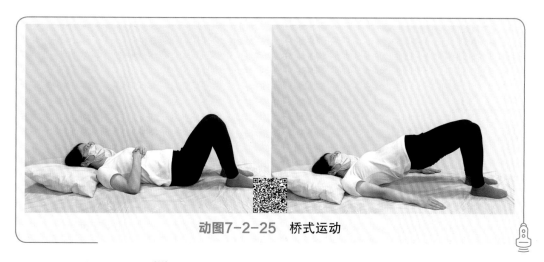

动图7-2-25　桥式运动

（6）感知觉训练[13]：该训练通过大量的本体感觉输入，可帮助预防职业性肌骨损伤的发生、提高身体肌肉的反应能力，并可在一定程度上对大脑进行疼痛感觉的再教育。以下肢感觉输入为例，即闭眼单脚站立（动图7-2-26）。先从睁眼单脚站立开始，每次坚持到最长时间，以1分钟为进阶标准→进阶到闭眼单脚站立1分钟→进阶到软垫上睁眼站立1分钟→最后进阶到软垫上闭眼站立训练。

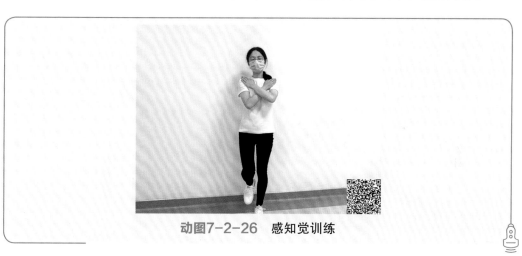

动图7-2-26　感知觉训练

（7）侧提髋运动[14]：该训练为经典的臀小肌训练动作，臀小肌为最主要的髋关节主动稳定器，髋稳则骨盆稳，骨盆稳则腰椎稳，这是基石。同时，该动作也能在很大程度上增加腰盆复合体的感觉输入，预防并缓解腰部损伤。站立位，双手叉腰，重心转移到一侧后，抬起另一侧的骨盆，注意不要通过屈髋屈膝代偿，保持抬起侧下肢伸直并放松（动图7-2-27）。15~20个为1组，每次3~4组，每天3次，或久坐后练习1次。该动作非常熟练后，可进阶为钟摆运动，初始动作同前（动图7-2-28）。缓慢摆动1~2分钟为1组，每次3~4组，每天3次，或久坐后练习1次。

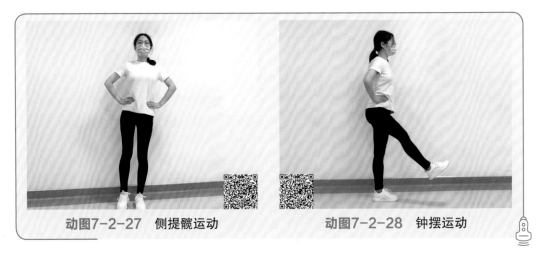

动图7-2-27　侧提髋运动　　　　　动图7-2-28　钟摆运动

（8）Running Man 运动[14]：该训练为经典的腰盆复合体的稳定性训练，能有效增加腰盆处的感觉输入，预防和缓解腰臀部不适，并能帮助身体形成良好的姿势体态。训练侧为支撑侧，努力稳住身体；摆动侧起始姿势同奔跑前姿势，足尖轻轻触地，身体前俯，绷紧支撑侧臀部肌群，然后快速将摆动侧下肢向前向上抬起，大腿需超过水平，同时上身挺起并将支撑侧下肢伸直（动图 7-2-29）。15～20 个为 1 组，每次 3～4 组，每天 3 次，后期可通过摆动腿不触地面及增加摆动速度来进阶动作难度。

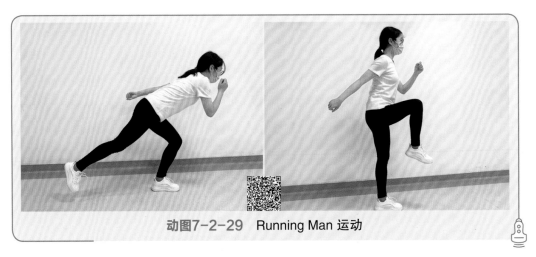

动图7-2-29　Running Man 运动

（9）麦肯基运动：该训练为有效针对腰椎间盘源性问题的自我康复动作，并能帮助身体形成良好的姿势体态。俯卧位，双手与耳齐平，手臂用力慢慢将上半身推起，身体保持放松（动图 7-2-30）。15～20 个为 1 组，每次 3～4 组，每天 3 次，后期可通过双手与肩齐平来进阶，或通过腹部下垫枕头来退阶。

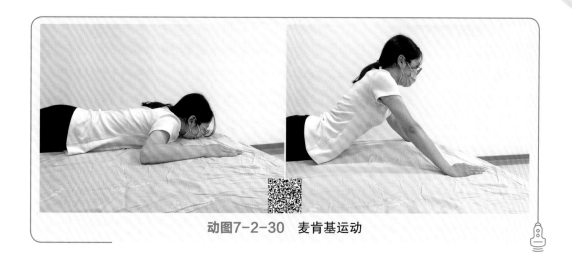

动图7-2-30　麦肯基运动

第三节

秘籍使用处方

　　首先，无论使用哪一项与症状相关的康复处方，呼吸训练都需要加入到其中。本节根据超声大侠常见的几类职业性肌骨损伤综合征，设计了相应的康复训练处方，动作均取自于动作库（详见本章第二节内容）。

一、腰肌劳损

（一）训练处方内容

1. 呼吸训练。

2. 坐姿调整。

3. 拉伸训练：①股直肌；②髂腰肌；③臀肌群；④腘绳肌。

4. 姿势纠正性训练：面墙蹲起训练法。

5. 职业性损伤预防和治疗性训练：①蚌壳运动；②桥式运动；③感知觉训练；④ Running Man 运动。

（二）训练处方使用方法

康复思路

　　【腰肌劳损的发生原因主要为过度使用，因此针对该问题的康复思路为通过姿势调整和相关肌肉的拉伸降低腰肌处的前负荷，通过肌肉训练增强腰肌的耐受度】

每次训练前先热身，可选择放松跑、原地轻跳、原地踏步等方式运动至微微出汗，后进行配合呼吸下的拉伸，每个目标肌肉单次拉伸 30 秒 ~ 1 分钟，反复进行 5 次；拉伸后依次进行姿势纠正性训练、职业性损伤预防和治疗性训练，每个动作 15 次 1 组，每次 3 ~ 5 组；时间充裕的前提下，力量训练完成后应再进行拉伸训练 1 次。以上隔天 1 次，每周 3 次。坐姿调整则应贯穿在日常工作当中，一天反复数次。

二、颈椎病（颈椎间盘突出症）

（一）训练处方内容

1. 呼吸训练。

2. 坐姿调整。

3. 拉伸训练：①枕后肌群；②斜角肌；③胸锁乳突肌；④肩胛提肌；⑤臂丛神经。

4. 姿势纠正性训练：①天使飞训练法；②面墙蹲起训练法。

5. 职业性损伤预防和治疗性训练：①缩脖子运动；②感知觉训练；③麦肯基运动。

（二）训练处方使用方法

康复思路

【颈椎间盘突出症的发生原因主要为姿势不良，因此针对该问题的康复思路为通过姿势调整和相关肌肉的拉伸、训练来建立良好的颈部曲度，减轻椎间盘的后向压力，并通过神经拉伸和椎间盘回纳运动来缓解症状】

每次训练前先热身，可选择放松跑、原地轻跳、原地踏步等方式运动至微微出汗，后进行配合呼吸下的拉伸，每个目标肌肉单次拉伸 30 秒 ~ 1 分钟，反复进行 5 次；拉伸后依次进行姿势纠正性训练、职业性损伤预防和治疗性训练，每个动作 15 次 1 组，每次 3 ~ 5 组；时间充裕的前提下，力量训练完成后应再进行拉伸训练 1 次。以上隔天 1 次，每周 3 次。其中，神经松动训练每次进行 2 分钟，每组 3 次；坐姿调整则应贯穿在日常工作当中，一天反复数次。

三、腰椎间盘突出症

（一）训练处方内容

1. 呼吸训练。

2. 坐姿调整。

3. 拉伸训练：①股直肌；②髂腰肌；③臀肌群；④腘绳肌；⑤小腿三头肌；⑥坐骨神经。

4. 姿势纠正性训练：面墙蹲起训练法。

5. 职业性损伤预防和治疗性训练：①蚌壳运动；②桥式运动；③感知觉训练；④侧提髋运动；⑤ Running Man 运动；⑥麦肯基运动。

（二）训练处方使用方法

康复思路

【腰椎间盘突出症的发生原因主要为姿势不良，因此针对该问题的康复思路为通过姿势调整和相关肌肉的拉伸、训练来建立良好的腰部曲度，减轻椎间盘的后向压力，并通过神经拉伸和椎间盘回纳运动来缓解症状】

每次训练前先热身，可选择放松跑、原地轻跳、原地踏步等方式运动至微微出汗，后进行配合呼吸下的拉伸，每个目标肌肉单次拉伸 30 秒 ~ 1 分钟，反复进行 5 次；拉伸后依次进行姿势纠正性训练、职业性损伤预防和治疗性训练，每个动作 15 次 1 组，每次 3 ~ 5 组；时间充裕的前提下，力量训练完成后应再进行拉伸训练 1 次。以上隔天 1 次，每周 3 次。其中，神经松动训练每次进行 2 分钟，每组 3 次；坐姿调整则应贯穿在日常工作当中，一天反复数次。

四、肩峰下撞击综合征、肩袖损伤、粘连性肩关节周围炎

（一）训练处方内容

1. 呼吸训练。

2. 坐姿调整。

3. 拉伸训练：①背阔肌；②胸肌群；③肩部后侧软组织。

4. 姿势纠正性训练：天使飞训练法。

5. 职业性损伤预防和治疗性训练：①缩脖子运动；②前锯肌强化训练；③感知觉训练。

（二）训练处方使用方法

康复思路

【肩部症状的发生原因主要为过度使用和姿势不良，因此针对该问题的康复思路为通过姿势调整和相关肌肉的拉伸、训练来建立良好的肩部体态，恢复肩部各个方向上的力学平衡，并提升肩关节长时间工作时的耐受力】

每次训练前先热身，可选择放松跑、原地轻跳、原地踏步等方式运动至微微出汗，后进行配合呼吸下的拉伸，每个目标肌肉单次拉伸30秒～1分钟，反复进行5次；拉伸后依次进行姿势纠正性训练、职业性损伤预防和治疗性训练，每个动作15次1组，每次3～5组；时间充裕的前提下，力量训练完成后应再进行拉伸训练1次。以上隔天1次，每周3次。坐姿调整则应贯穿在日常工作当中，一天反复数次。

五、颈源性头痛

（一）训练处方内容

1. 呼吸训练。
2. 坐姿调整。
3. 拉伸训练：①枕后肌群；②斜角肌；③胸锁乳突肌；④肩胛提肌。
4. 姿势纠正性训练：天使飞训练法。
5. 职业性损伤预防和治疗性训练：①缩脖子运动；②感知觉训练；③麦肯基运动。

（二）训练处方使用方法

康复思路

【颈源性头痛的发生原因主要为头颈部和肩颈部的肌肉紧张，因此针对该问题的康复思路为通过姿势调整和相关肌肉的拉伸来降低头颈部和肩颈部肌肉的张力，建议配合筋膜训练效果更佳】

每次训练前先热身，可选择放松跑、原地轻跳、原地踏步等方式运动至微微出汗，后进行配合呼吸下的拉伸，每个目标肌肉单次拉伸30秒～1分钟，反复进行5次；拉伸后依次进行姿势纠正性训练、职业性损伤预防和治疗性训练，每个动作15次1组，每次3～5组；时间充裕的前提下，力量训练完成后应再进行拉伸训练 1 次。以上隔天 1 次，每周 3 次。坐姿调整则应贯穿在日常工作当中，一天反复数次。

六、肌腱病、肌腱炎

常见肌腱病（如"网球肘"）、肌腱炎（如桡骨茎突狭窄性腱鞘炎、拇长屈肌腱鞘炎等）可用此训练处方。

（一）训练处方内容

1. 坐姿调整。

2. 拉伸训练：腕部耐受力拉伸。

3. 职业性损伤预防和治疗性训练：肌腱离心收缩运动。

（二）训练处方使用方法

康复思路

【肌腱病的发生原因主要为过度使用，因此针对该问题的康复思路为通过姿势调整和相关肌肉的拉伸、训练来建立良好的运动模式，并提升肌腱本身在长时间工作时的耐受力】

每次训练前先热身，可选择放松跑、原地轻跳、原地踏步等方式运动至微微出汗，后进行配合呼吸下的拉伸，每个目标肌肉单次拉伸 30 秒 ~ 1 分钟，反复进行 5 次；拉伸后依次进行姿势纠正性训练、职业性损伤预防和治疗性训练，每个动作 15 次 1 组，每次 3 ~ 5 组；时间充裕的前提下，力量训练完成后应再进行拉伸训练 1 次。以上隔天 1 次，每周 3 次。坐姿调整则应贯穿在日常工作当中，一天反复数次。

七、肘管综合征、腕管综合征等周围神经卡压综合征

（一）训练处方内容

1. 坐姿调整。

2. 拉伸训练：①腕部耐受力拉伸；②臂丛神经拉伸；③胸锁乳突肌；④胸肌群。

（二）训练处方使用方法：

康复思路

【周围神经卡压的发生原因主要为长时间维持同一姿势导致的神经管道内压力过大或神经周边软组织肿胀紧张压迫，因此针对该问题的康复思路为通过姿势调整和相关肌肉的拉伸，以及神经松动来缓解神经卡压的问题，增加神经通路的空间以及神经本身的活动性】

每次训练前先热身，可选择放松跑、原地轻跳、原地踏步等方式运动至微微出汗，后进行配合呼吸下的拉伸，每个目标肌肉单次拉伸 30 秒~1 分钟，反复进行 5 次。以上训练每天 1 次，每周 5 次。其中，神经松动训练每次进行 2 分钟，每组 3 次；坐姿调整则应贯穿在日常工作当中，一天反复数次。

八、斜角肌综合征

（一）训练处方内容

1. 呼吸训练。
2. 坐姿调整。
3. 拉伸训练：①枕后肌群；②斜角肌；③胸锁乳突肌；④臂丛神经。
4. 职业性损伤预防和治疗性训练：①缩脖子运动；②感知觉训练。

（二）训练处方使用方法

康复思路

【斜角肌综合征的发生原因主要为姿势不良，因此针对该问题的康复思路为通过姿势调整和相关肌肉的拉伸，以及神经松动来降低斜角肌的张力并缓解由此而产生的问题】

每次训练前先热身，可选择放松跑、原地轻跳、原地踏步等方式运动至微微出汗，后进行配合呼吸下的拉伸，每个目标肌肉单次拉伸 30 秒~1 分钟，反复进行 5 次；拉伸后依次进行姿势纠正性训练、职业性损伤预防和治疗性训练，每个动作 15 次 1 组，每次 3~5 组；时间充裕的前提下，力量训练完成后应再进行拉伸训练 1 次。以上隔天 1 次，每周 3 次。其中，神经松动训练每次进行 2 分钟，每组 3 次；坐姿调整则应贯穿在日常工作当中，一天反复数次。

第四节

秘籍使用注意事项

使用本秘籍时，需注意以下几点。

1. 腹式呼吸训练初期会感到吸气量很少，是正常现象，慢慢坚持训练，吸气量会越来越多。

2. 除拉伸时允许的 3 分不适感之外，其余任何训练均不应引起明显的不适或疼痛，有任何不适产生，需咨询专业康复医师寻求帮助。

3. 秘籍使用期间，应保证每日足够的饮水量，以 2000 mL 左右为宜。

4. 秘籍使用期间，建议额外增加蛋白质摄入，以更好地达到肌肉训练的效果。

5. 存在以下情况暂不建议进行康复训练。

（1）体温＞ 37.2 ℃。

（2）安静心率＞ 100 次 / 分。

（3）血压＜ 90/60 mmHg 或＞ 140/90 mmHg。

（4）伴随多种基础疾病，或可能存在不适合运动的身体情况时，应首先寻求专业人员的意见。

6. 进行康复训练时出现以下情况，需立即停止，并咨询专业的康复医疗人员。

（1）胸闷心悸、呼吸困难。

（2）出现力竭，明显的无力感和疲劳感。

（3）突发胸痛、头晕、头痛、视物模糊等症状。

7. 康复训练的合理运动量。

（1）运动中稍出汗，切忌大汗淋漓，运动中不影响正常对话，运动结束后心率在 5 ~ 10 分钟内恢复，2 小时内疲劳感消失。

（2）运动中，心率在安静基础上增加不超过 30 次。

（3）运动前后，或运动中血压波动不超过基线的 20 mmHg。

（4）呼吸频率最大不超过 35 次 / 分。

（5）Borg 主观疲劳量表（20 分制，表 7-4-1），最大不超过 18 分。

表7-4-1　Borg主观疲劳量表

Borg 评分（分）	自我理解的用力程度
6 ~ 8	非常非常轻
9 ~ 10	很轻
11 ~ 12	轻
13 ~ 14	稍用力
15 ~ 16	用力
17 ~ 18	很用力
19 ~ 20	非常非常用力

第五节

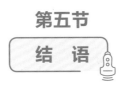

结　语

　　回到本章最初，跟超声医师结下不解之缘后，笔者结合康复专业知识与临床诊治超声医师所遇到情况的经验积累，制定了本套秘籍，应适用于大部分的超声科同人。症状明显的大侠，建议配合理疗、针灸或必要的药物介入，在症状部分缓解后，身体能接受康复训练时再进行锻炼。康复的精髓在主动参与，单纯只包含被动治疗的康复处方是不合理、不完整的。若只选择接受被动治疗来缓解症状，很多肌骨疼痛都会反复产生，迁延不愈。此外，康复训练贵在坚持，一般以 6 周为一个训练周期，坚持越久，身体收益往往越大。恐怕会有大侠疑惑，能否通过游泳、打羽毛球等体育运动进行锻炼？一般来讲当然是可以的。但是，当身体姿势存在很明显的异常时，最常见的如明显的圆肩驼背，此时若想通过体育运动改善异常姿势，是不可取的，而且，往往会起到反作用，造成本可避免的关节或肌腱损伤。锻炼很重要，但是科学锻炼更重要。本秘籍内康复训练处方的使用顺序建议如下：先进行呼吸训练，再进行配合呼吸训练下的拉伸训练，最后进行力量训练，并可在力量训练结束后，再加一组拉伸训练以作放松结束。如果在使用本秘籍时，或在体育运动方面有问题的，请及时咨询身边的康复专业人员。

参考文献

[1] WILLARDSON J M.Core stability training：applications to sports conditioning programs.J Strength Cond Res，2007，21（3）：979-985.

[2] MCGILL S M，GRENIER S，KAVCIC N，et al.Coordination of muscle activity to assure stability of the lumbar spine.J Electromyogr Kinesiol，2003，13（4）：353-359.

[3] BORSTAD J D，LUDEWIG P M.The effect of long versus short pectoralis minor resting length on scapular kinematics in healthy individuals.J Orthop Sports Phys Ther，2005，35（4）：227-238.

[4] SOLEM-BERTOFT E，THUOMAS K A，WESTERBERG C E.The influence of scapular retraction and protraction on the width of the subacromial space：an MRI study.Clin Orthop Relat Res，1993，Nov（296）：99-103.

[5] LEWIS J S，WRIGHT C，GREEN A.Subachromial impingement syndrome：The effect of changing posture on shoulder range of movement.J Orthop Sports Phys Ther，2005，35（2）：72-87.

[6] CLELAND J A，WHITMAN J M，FRITZ J M，et al.Manual physical therapy，cervical traction，and strengthening exercises in patients with cervical radiculopathy：A case series.J Orthop Sports Phys Ther，2005，35（12）：802-811.

[7] FALLA D，JULL G，RUSSELL T，et al.Effect of neck exercise on sitting posture in patients with chronic neck pain.Phys Ther，2007，87（4）：408-417.

[8] YOO W G.Effect of a Multi-Air-Cushion Biofeedback Device（MABD）on shoulder muscles during the dynamic hug exercise.J Phys Ther Sci，2013，25（7）：751-752.

[9] YOO W G.Effect of exercise speed and isokinetic feedback on the Middle and Lower Serratus Anterior muscles during push-up exercises.J Phys Ther Sci，2014，26（5）：645-646.

[10] DECKER M J，HINTERMEISTER R A，FABER K J，et al.Serratus anterior muscle activity during selected rehabilitation exercises.American Journal of Sports Medicine，1999，27（6）：784-791.

[11] MCGILL S.Low back disorders：evidence-based prevention and rehabilitation. Champaign，IL：Human Kinetics，2002.

[12] NADLER S F，MALANGA G A，FEINBERG J H，et al.Relationship between hip muscle imbalance and occurrence of low back pain in collegiate athletes：a prospective study. American Journal of Physical Medicine and Rehabilitation，2001，80（8）：572-577.

[13] MYER G D，FORD K R，PALUMBO J P，et al.Neuromuscular training improves performance and lower-extremity biomechanics in female athletes.Journal Cond Res，2005，19（1）：51-60.

[14] LIEBENSON C.Functional training of the gluteal muscles.Journal of bodywork and movement therapies，2009，13（2）：202-204.

（朱 迪 李 娜）

第八章

超声医师干眼症的日常防护

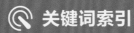 **关键词索引**

干眼症；睑板腺功能障碍；工作、生活环境；有氧运动；身体质量指数；抗氧化食物

第一节

干眼真人秀

第一幕

"医生，我的工作就是看着仪器屏幕，周而复始，有什么办法能缓解眼疲劳么？"

"医生，我最近感觉眼睛很容易干涩，睁开久了就很累！"

这是一位超声科主治医师——小陈，因为眼部不适就诊时的抱怨。经眼部检查：双眼视力 0.8，结膜轻度充血，角膜透明，但角膜上皮可见零星点状粗糙改变，双眼泪膜破裂时间（breakup time of tear film，BUT）均为 6 秒（正常为 10 秒以上[1]）。还做了 OSDI 量表，主观症状评分符合干眼症，再加上客观泪膜的不稳定（BUT 为 6 秒），小陈被诊断为干眼症，但并不严重，只需要平时注意用眼卫生，必要时使用人工泪液滴眼保持眼部润滑和补充泪液即可。

第二幕

2 周过去了，小陈来复诊，不过这次他的表情仿佛更加凝重了。

"医生，我的眼睛好像最近更严重了，"说着还用力地眨了几下眼睛，"不但干涩，还出现了酸胀、发红，还会忍不住流眼泪，电脑屏幕只要看一会儿眼睛就痛半天，需要闭眼休息好久才能缓解……"

再次进行眼部检查，结果显示双眼视力 0.7，比原来差了一些。双眼结膜中度充血，角膜透明，角膜上皮仍可见零星点状粗糙改变，双眼 BUT 均为 4 秒（比上次又减少了），这意味着泪液在眼睛里存留的时间缩短了。这次还出现了一个新问题：本应该为透明无色液态的睑酯[1]（由位于睑缘的睑板腺分泌，是泪液的重要成分之一）却呈现出黏稠的黄色，伴有"泥沙样"改变。

我问道："您最近用眼比较多？工作是不是很忙？"

小陈回答："的确，最近科里工作特别忙，加班比较多，一忙起来上次您开的眼药水就忘了用，晚上还要熬夜写报告，睡眠严重不足，这些对眼睛有影响么？"

我边点头边回答："当然了，眼睛每天这么辛苦，用眼过度，时间久了，它们就罢工了……"

"怪不得呢，干眼症已经严重地影响了我的生活啊！"

我说："你现在不仅是干眼症，还伴有睑板腺功能障碍（meibomian gland dysfunction，MGD）。这次真的要引起注意了，眼药水要调整一下，针对你目前的情况还要加强局部抗感染治疗……"

另外，我着重叮嘱他：除了眼药水一定按时用，还要保证眼睛休息时间和充足睡眠，睡前还要进行眼部热敷[2]，一刻钟左右，可以改善睑酯分泌和局部炎症，缓解眼干的症状。

第三幕

又是 2 周过去了，小陈还是照常来复诊，这一次终于露出了笑容。

"医生，最近我眼睛好多了，干的感觉少了，也不怎么红了，我现在已经尽量减少用眼，手机也控制着很少看了，学习、工作时设了提醒休息的闹钟。生活上也有所注意，尽量规律作息。当然，每天都在按时坚持用药和热敷眼部。请您再看看我眼睛怎么样？"

这次的检查结果乐观了些，双眼视力 0.8，双眼结膜无明显充血，角膜透明，角膜上皮粗糙面积较前减小，双眼 BUT 为 7 秒（比上次恢复了一些）。睑酯也基本上回归了无色液体状态，偶见黄色改变。

我也非常欣慰："这次恢复得不错，继续保持良好用眼和生活习惯啊。"后续又经过一段时间的治疗，小陈的干眼症得到了很好的缓解和控制。

第二节

干眼，你中招了吗？

干眼，顾名思义，可以简单地理解为眼睛缺水。干眼症已经成为影响人们生活质量的一类常见重要眼病，其发生率逐年升高，发病年龄日益广泛，越来越引起人们的关注和重视。目前世界范围内干眼症发病率为 5.5%～33.7%，干眼症在我国的发病率与亚洲其他国家类似，发生率在 21%～30%[1,3]。干眼症的危险因素涉及范围较广，如老龄、女性、高海拔、糖尿病、翼状胬肉、空气污染、眼药水滥用、佩戴角膜接触镜、视屏终端长期使用、眼表手术、过敏性眼病和部分全身性疾病等。另外，也和生活环境温度与湿度、环境(空气)污染、饮食结构等诸多因素有关[1,3]。包括超声医师在内的很多行业的从业者，大都面临着每天长时间面对 3C 产品的工作和学习需求，这也是引发干眼症的重要因素之一。

当察觉到长时间用眼后有酸涩、睁眼困难、异物感等症状，且休息后无法缓解时，就要考虑干眼症的可能。常见症状还可能有眼部烧灼感（火辣辣的）、异物感（如同进了沙砾）、针刺感（严重时可出现刺痛及由此而引发的反射性流泪）、眼睛瘙痒、畏光、眼睛发红、视物模糊和视力波动等[4]。

　　干眼是由各种原因引发的泪膜不稳定和（或）眼表损害（如第一节所讲的角膜上皮粗糙）所导致的眼部不适症状及视功能障碍的一类疾病，临床上也常称之为干眼症、干眼病及干眼综合征[5]等。干眼症在不同危险因素患者中表现的严重程度、持续时间差异很大，症状不具有显著特异性。当干眼症伴有眼部及全身原发性或继发性疾病时，可表现为严重的干眼症状，从而对生活及工作造成影响。

　　刘祖国教授[6-7]根据中国人的干眼症特点设计了中国人干眼问卷（表8-2-1）等干眼症检测评估工具量表，同时也起到了提醒患者自身需注重日常的工作、生活环境的作用。

表8-2-1　中国人干眼问卷[6]

（一）一般信息

姓名	年龄	性别	民族	联系方式	文化程度	居住地

（二）有关病史（在选项上打√）

题目	0分	1分	2分	3分	4分
1. 您已戴隐形眼镜多长时间？（此问题二选一）或已行角膜屈光手术多长时间？	无 无	1年以内 半年	2年以内 1年	5年以内 2年	5年以上 2年以上
2. 您平均每天用眼药次数及时间？	无	≤4次/日 3个月以下	≤4次/日 3个月以上	>4次/日 3个月以下	>4次/日 3个月以上
3. 您晚上睡眠质量如何？	睡眠很好	偶尔失眠或熬夜	经常失眠或熬夜	大部分时间睡眠质量差	每天睡眠质量差
4. 您以下部位是否觉得干燥？ a.鼻子 b.嘴巴 c.喉咙 d.皮肤 e.生殖器	无	1种	2种	3种	≥4种
5. 您眼睛在如下环境中是否敏感？ a.抽烟环境 b.油烟环境 c.空气污染环境 d.粉尘环境 e.空调环境 f.暖气	无	1种	2种	3种	≥4种

题目	0分	1分	2分	3分	4分
6. 您是否长期服用以下药物? a.抗过敏药 b.利尿药 c.降压药 d.安眠药 e.精神类用药 f.避孕药 g.更年期治疗药物	无	1种	2种	3种	≥4种

（三）过去一周眼部症状（在分值上打√）

题目	没有	偶尔	一半时间	大部分时间	全部时间
7. 眼睛干燥感	0	1	2	3	4
8. 眼睛异物感	0	1	2	3	4
9. 眼睛痛	0	1	2	3	4
10. 眼睛畏光	0	1	2	3	4
11. 晨起睫毛是否有分泌物、睁眼困难	0	1	2	3	4
12. 视力波动	0	1	2	3	4

第三节

如果干眼了，怎么办？

一、主动休息

长时间用眼者，可以遵循 20-20-20 法则[8]使眼睛得到适当放松：每隔 20 分钟休息 20 秒，目光离开屏幕，向 20 英尺（约 6 m）以外的草地、绿树或其他物体眺望，不眯眼、不眨眼，全神贯注凝视并辨认其轮廓，使眼睛处于一种活动的过程中。试一试，很奇妙啊，这个动作会有效缓解眼干，而且这并不会降低工作效率，因为 20-20-20 法则将会迫使使用者在每 20 分钟内高效率处理 1 件事项。如果太专注而忘记休息怎么办？闹钟提醒、强制休息的手机 app 都能够提供帮助。

二、改善身边环境

把显示器位置适当调低，即电脑屏幕的上端略低于视线 15°～30° [9]，以确保看屏幕时，不需要伸长脖子、明显低头（易导致颈椎劳损）或双眼圆睁（眼表暴露面积增大）；显示屏的亮度应与周围环境光线相协调，如在夜间玩手机时，点一盏光线柔和的小灯；用窗帘防止外部光源引起的屏幕反光刺眼；电脑屏幕的摆放尽量避开阳光 / 灯光直射。

三、多眨眼、多运动

眨眼时，泪水会重新覆盖于眼睛表面，对眼表进行润滑，并带走有害的代谢产物，清洁眼表。眨眼以每分钟 15 次左右为宜，也就是每 4～5 秒眨一次。而在打游戏、追剧、看小说、做报表等专注性事项时，常常不自觉地降低眨眼的频率，甚至每分钟只眨 4～6 次眼 [10]，殊不知"目不转睛"不仅不能帮助升职加薪，反而限制了"持久作战"。因此，在专注的时候别忘了有意识地多眨眼，为眼睛增加泪液储备。值得关注的是，科学家们研究发现有氧运动能够增加泪膜的稳定性 [11]，坚持运动，在增强体质的同时，还可有效地减少干眼症发生哟！当身体质量指数（body mass index，BMI）下降时，泪液分泌也会同步得到改善。可能有人会说，我坐在办公室里没时间或没场地运动怎么办呢？还有一招，腹式呼吸，它能提高副交感神经兴奋性，可使你在 15 分钟后就能显著地感受到眼部被滋润 [12]，是不是很神奇呢？

四、扔掉网红眼药水

在生活中，有一些号称能让眼睛不干、清凉，让眼白清澈，从日本、韩国代购的高颜值"神奇"眼药水，其甚至被誉为眼药水中的"爱马仕"。那么，这些网红眼药水到底靠不靠谱呢？研究发现，这些产品多含有氨基己酸和新斯的明甲基硫酸盐等药物成分 [13]，能通过显著的缩瞳、缩血管作用使眼睛瞬间获得清亮的感觉，长期使用会有药物依赖性、视物模糊、头痛、眼睑抽搐、结膜充血、白内障、过敏反应等诸多风险，甚至还会加重原有症状。长期使用多种药物也可能会引发药物毒性角膜炎。归根结底，每个人的病因和类型各不相同，切忌以"貌"取药、跟风囤药和自行乱治。理智的做法是经正规医院专业眼科医师详细检查后采用对症的治疗，通过包括医用眼药水等药物来缓解眼部不适。

五、彻底卸妆、不纹眼线

每日彻底卸妆，减少假睫毛种植、佩戴，更不要纹眼线。你以为在变美，实则为慢性干眼症埋下了隐患。为什么这么说？在睫毛内侧靠近眼球的边缘，有两排极为细小的开口，称为"睑板腺开口"，负责分泌出油脂样的液体作为泪液的表层，它的作用是防止泪水蒸发。一旦假睫毛、内眼线等厚重的眼妆阻塞油脂出口，或是长期卸不干净的眼妆晕染阻塞了睑板腺开口，不仅会导致睑板腺炎症，还会影响泪液的健康，导致泪水蒸发过快，泪膜稳定性下降（如本章第一节故事中，患者 BUT 减少），无法滋润眼睛而最终形成干眼症[3-4]。纹眼线的破坏性更强：眼线纹刺术操作将色素刺入腺体或腺体开口[14]，除了造成当下的机械性损伤，还会导致睑板腺慢性炎症，日积月累使睑板腺出现腺体萎缩、腺体缺失，最终引发严重的睑板腺功能障碍。若是纹眼线或睫毛嫁接的工具消毒不彻底，同时动作粗暴、不规范，易导致器械对角结膜造成直接损伤，还会引发急性结膜炎、角膜炎等严重的并发症[14]。另外，有患者问：每天化妆觉得眼睛里有化妆品残留，睡觉前再洗个眼睛，这样做行不行？答案是根本不需要！我们的眼睛自身就有"自洁"作用，能够将外界的或自身代谢的产物、病原体等有害物排出眼部[7]，因此并没有使用任何"洗眼液"的需求。有的患者用了洗眼液，液体将直接接触角膜、结膜等眼表组织，人为地破坏了眼表微环境的稳态，反而会导致角膜上皮脱落、角结膜炎等，表现为眼部异物感、视物模糊、眼睛发红[13]。

六、膳食补充

饮食清淡，忌过分油腻和高热量的食物。适当补充蓝莓、黑莓等抗氧化食物，也可服用含有 Ω3 的深海鱼油，以改善睑板腺脂质分泌和泪液分泌[15-18]。

七、专业检查

重要的事情说 3 遍：要强调的是检查，检查，还是检查！干眼症的成因不同、类型各异，所针对的治疗方案也各有侧重，如滴眼药水、药膏治疗，局部物理治疗，以及通过专业仪器辅助的综合治疗等[1-4]。每个人患干眼症的诱因不一样，一旦出现本章开篇列举的任何症状，请尽早预约正规机构专业眼科医师检查，及时分辨疾病诱因、发展阶段，对症治疗。这将在最大程度上帮助你改善干眼症。市面上的眼药水、治疗仪等基本是鱼龙混杂，五颜六色，奇形怪状，包治百病……不要轻易地未经正规就医而自行购买治疗产品，破财倒是小事，若是病没治好又造成二次眼部损害就得不偿失了。

【随着社会的进步、科技的发展、学者们的不断深入研究，人们对干眼症的认识逐渐清晰，治疗干眼症的手段也将更加多样化、精细化、便捷化。让我们养成日常良好的用眼习惯，预防干眼症的发生。如果得了干眼症也不要恐惧焦虑，只要及时就诊，配合治疗，积极应对，相信干眼症一定会得到改善！】

参考文献

[1] 中华医学会眼科学分会角膜病学组.干眼临床诊疗专家共识（2013 年）.中华眼科杂志，2013，49（1）：73–75.

[2] JONES L，DOWNIE L E，KORB D，et al.TFOS DEWS Ⅱ Management and Therapy Report.Ocul Surf，2017，15（3）：575–628.

[3] CRAIG J P，NICHOLS K K，AKPEK E K，et al.TFOS DEWS Ⅱ Definition and Classification Report.Ocul Surf，2017，15（3）：276–283.

[4] Methodologies to diagnose and monitor dry eye disease：report of the Diagnostic Methodology Subcommittee of the International Dry Eye Work Shop（2007）.Ocul Surf，2007，5（2）：108–152.

[5] 刘祖国.关于干眼名词及分类的初步建议.中国眼耳鼻喉科杂志，2004，4（1）：4-5.

[6] 赵慧，刘祖国，杨文照，等.我国干眼问卷的研制及评估.中华眼科杂志，2015，51（9）：647–654.

[7] 刘祖国.干眼.北京：人民卫生出版社，2017.

[8] 白继.20-20-20 护眼法则.（2018-04-25）[2022-04-01].http://health.sina.com.cn/hc/2018-04-25/doc-ifzqvvsa2958671.shtml2.

[9] 马晓芸，朱剑锋，殷丽红，等.视频终端工作人群干眼流行特征分析.中华眼视光学与视觉科学杂志，2014，16（9）：527–531.

[10] SEHLOTE T，KADNER G，FREUDENTHALER N.Marked reduction and distinct patterns of eye blinking in patients with moderately dry eyes during video display terminal use.Graefes Arch Clin Exp Ophthalmol，2004，242（4）：306–312.

[11] KAWASHIMA M，UCHINO M，YOKOI N，et al.The association between dry eye disease and physical activity as well as sedentary behavior：results from the Osaka study.J Ophthalmol，2014，2014：943786.https://doi.org/10.1155/2014/943786.

[12] SANO K，KAWASHIMA M，IKEURA K，et al.Abdominal breathing increases tear secretion in healthy women.Ocul Surf，2015，13（1）：82–87.

[13] HEALTH CANADA.Multiple unauthorized eye solutions and an acne gel sold at two stores in the Lower Mainland of BC may pose serious health risks.（2021-02-05）[2022-04-01].https://www.healthycanadians.gc.ca/recall-alert-rappel-avis/hc-sc/2019/69608a-eng.php/.

[14] 龚岚.警惕眼部美容及化妆所致的眼表损伤.中华眼科杂志，2018，54（2）：84-86.

[15] DOGRU M，MATSUMOTO Y，YAMAMOTO Y，et al.Lactoferrin in Sjogren's syndrome. Ophthalmology，2007，114（12）：2366-2367.

[16] KAWASHIMA M，NAKAMURA S，IZUTA Y，et al.Dietary supplementation with a combination of lactoferrin，fish oil，and enterococcus faecium WB2000 for treating dry eye：a rat model and human clinical study.Ocul Surf，2016，14（2）：255-263.

[17] NAKAMURA S，SHIBUYA M，NAKASHIMA H，et al.D-beta-hydroxybutyrate protects against corneal epithelial disorders in a rat dry eye model with jogging board.Invest Ophthalmol Vis Sci，2005，46（7）：2379-2387.

[18] KAWASHIMA M，KAWAKITA T，OKADA N，et al.Calorie restriction：a new therapeutic intervention for age-related dry eye disease in rats.Biochem Biophys Res Commun，2010，397（4）：724-728.

（林　琳）

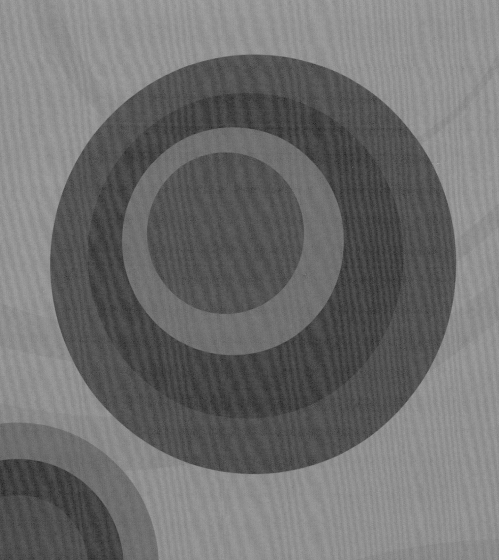

第九章

超声医师的常见眼病防护

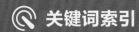

关键词索引

视频显示终端；眼负荷；眼部 VDT 综合征；高危因素；个体因素；氧化代谢产物；抗氧化机制保护；外部因素；防治

超声医师日常工作中往往需要持续使用 VDT 设备。长时间、近距离使用 VDT，眼负荷增加，会出现一系列眼部症状：眼干、眼酸、眼痛、流泪、睁眼不适、眼部灼热、聚焦困难、重影、视觉作业的速度和精度降低等，即眼部 VDT 综合征[1]。

在此，我们探讨眼部 VDT 综合征的影响因素及防治策略，为预防控制该疾病和促进超声医师眼部健康提供依据。

一、影响眼部 VDT 综合征的个体因素

1. 年龄、性别：VDT 从业者的年龄与 VDT 性视疲劳的发生率呈正相关；女性更易出现眼部症状[2-4]。

2. 工作时间：VDT 工作 > 5 小时，视疲劳发病率显著升高[5]。长时间工作，眼部若未及时获得休息，睫状肌收缩失代偿，调节无力将使调节功能进一步下降[6]，从而出现视疲劳及老视症状。

3. 屈光状态：未矫正或矫正不良的屈光不正，是 VDT 用眼后导致视疲劳的主要因素[7]。

4. 眼部状态：本身有干眼症、结膜炎、角膜炎、睑缘炎、白内障、睑板腺功能障碍等其他眼病，也可加重 VDT 综合征。

5. 心理因素：精神压力较大的 VDT 工作者更易感到眼部不适，这与器质性病变程度不一致，且用药物缓解效果不佳[8]。

6. 饮食：豆油、亚麻籽油等植物油富含 α- 亚麻酸，鱼类和海生动物富含多不饱和脂肪酸，均可使 VDT 眼部症状的发生风险降低[9]，VDT 使用时眼部产生大量氧化代谢产物，而茶多酚、花青素、叶黄素等可通过抗氧化机制保护 VDT 使用者的眼部[10]。

二、影响眼部 VDT 综合征的外部因素

1. 显示器位置：注视角在水平线下 8°～16° 或 10°～15° 时最佳，可减少眼部不适感的发生率[11-12]。

2. 显示器分辨率：分辨率低，易产生眼部疲劳不适反应。较慢的刷新率可导致字体闪烁，眼部需不断做细微调节，易引起眼干涩及眼疲劳[13]。

3. 室内光线：不适当的照明条件协同屏幕眩光、闪烁等使睫状肌及眼外肌处于持续调节运动中，会产生视疲劳；过强的室外光线直射也易造成 VDT 眩光及反光的形成。

4. 室内微环境：长时间静坐室内，不良通风，使室内空气湿度下降，负离子

含量减少，CO_2 含量增多，环境存在噪音，都易诱发 VDT 综合征。

三、眼部 VDT 综合征的防治

1. 必要的休息：在进行 VDT 操作时应有合适的工作和休息周期，如 1 小时内至少视远物 2 次以上或做眼保健操等有助于缓解眼部疲劳。

2. VDT 操作者一旦出现近视、远视、散光等屈光不正，应及时前往眼科进行屈光矫正，通过佩戴眼镜等减轻视疲劳。

3. 积极治疗眼部其他基础疾病；出现 VDT 眼部综合征时应采取必要的药物治疗，以有效缓解眼部症状。

4. 调节精神状态、缓解精神压力和紧张情绪对于减少 VDT 综合征发生具有积极作用。

5. 良好的操作姿势，调整膳食结构，均衡饮食可有助于 VDT 综合征的预防及治疗。

6. 显示器放置高度应满足显示器上缘低于眼平视水平 10°～15°，VDT 操作时眼到屏幕的距离至少 50 cm 才可起到缓解眼部疲劳的作用。

7. 分辨率及清晰度、刷新率较高，且亮度接近背景亮度的显示器，能减少为看清目标而增加的眼负荷及眼疲劳。

8. 营造适宜的室内微环境，室内光线均匀柔和，避免过暗或强光直射。

VDT 综合征不是独立的眼病，而是属于身心医学范畴，会引起从业者视觉作业的速度和精度降低，对于超声医师而言尤为重要，需要重视并积极防治。

参考文献

[1] BLEHM C，VISHNU S，KHATTAK A，et al.Computer vision syndrome：a review.Surv Ophthalmol，2005，50（3）：253-262.

[2] UCHINO M，YOKOI N，UCHINO Y，et al.Prevalence of dry eye disease and its risk factors in visual display terminal users：the Osaka study.Am J Ophthalmol，2013，156（4）：759-766.

[3] BHANDERI D J，CHOUDHARY S，DOSHI V G.A community based study of asthenopia in computer operators.Indian J Ophthalmol，2008，56（1）：51-55.

[4] TOOMINGAS A，HAGVERG M，HEIDEN M，et al.Risk factors，incidence and persistence of symptoms from the eyes among professional computer users.Work，2014，47（3）：291-301.

[5] TAKANISHI T，EBARA T，MURASAKI G I，et al.Interactive model of subsidiary behaviors，work performance and autonomic nerve activity during visual display terminal work.J Occup Health，2010，52（1）：39-47.

[6] NAKAZAWA T，OKUBO Y，SUWAZONO Y，et al.Association between duration of daily VDT use and subjective symptoms.Am J Ind Med，2002，42（5）：421-426.

[7] THALLER-ANTLANGER H.Rapid eye fatigue-causes and therapy.Ther Umsch，1996，53（1）：25-30.

[8] WU S，HE L，LI J，et al.Visual display terminal use increases the prevalence and risk of work-related musculoskeletal disorders among Chinese office workers：a cross-sectional study.J Occup Health，2012，54（1）：34-43.

[9] MILJANOVIĆ B，TRIVEDI K A，DANA M R，et al.Relation between dietary n-3 and n-6 fatty acids and clinically diagnosed dry eye syndrome in women.Am J Clin Nutr，2005，82（4）：887-893.

[10] MATSUMOTO H，NAKAMURA Y，TACHIBANAKI S，et al.Stimulatory effect of cyanidin 3-glycosides on the regeneration of rhodopsin.J Agric Food Chem，2003，51（12）：3560-3563.

[11] IZQUIERDO J C，GARCíA M，BUXÓ C，et al.Factors leading to the computer vision syndrome：an issue at the contemporary workplace.Bol Asoc Med P R，2007，99（1）：21-28.

[12] SEGHERS J，JOCHEM A，SPAEPEN A.Posture，muscle activity and muscle fatigue in prolonged VDT work at different screen height settings.Ergonomics，2003，46（7）：714-730.

[13] HLADKÝ A，PROCHÁZKA B.Using a screen filter positively influences the physical well-being of VDU operators.Cent Eur J Public Health，1998，6（3）：249-253.

（张　赟）

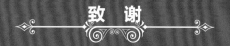

致 谢

　　在前期流行病学问卷设计、制作及调查过程中，团队得到浙江大学医学院附属第一医院超声医学科蒋天安教授，北京大学第三医院超声科崔立刚教授，四川省肿瘤医院超声医学科卢漫教授，上海交通大学医学院附属瑞金医院超声科周建桥教授，上海市第十人民医院超声医学科彭成忠教授，宁波市鄞州第二医院马苏亚教授，福建医科大学附属第一医院疼痛科江昊教授，嘉兴市第一医院姚明教授、朱文军教授、孙延豹教授、韩俊教授，浙江省荣军医院（嘉兴学院附属第三医院）超声科盂彬教授，浙江省中医院超声医学科邓志辉医师，嘉兴市疾病预防控制中心葛锐主任及嘉兴市医学会超声分会诸多专家的精心指导与宣传推广，在此表示衷心的感谢！

　　本书的顺利出版同时得到国内众多超声专家、康复专家、疼痛专家、骨科专家、眼科专家、流行病学专家的大力支持与鼓励，在此一并表示感谢！

　　最后，要感谢我的爱人，她的支持是我一往无前的动力之源！

徐明民